DIETA VEGANA

Perdere peso con la dieta vegana

(Ricette di dolci di dieta vegana per adottare uno stile di vita vegano)

Remo Cocci

Traduzione di Jason Thawne

© **Remo Cocci**

Todos os direitos reservados

Dieta Vegana: Perdere peso con la dieta vegana (Ricette di dolci di dieta vegana per adottare uno stile di vita vegano)

ISBN 978-1-989891-40-7

TERMINI E CONDIZIONI

Nessuna parte di questo libro può essere trasmessa o riprodotta in alcuna forma, inclusa la forma elettronica, la stampa, le fotocopie, la scansione, la registrazione o meccanicamente senza il previo consenso scritto dell'autore. Tutte le informazioni, le idee e le linee guida sono solo a scopo educativo. Anche se l'autore ha cercato di garantire la massima accuratezza dei contenuti, tutti i lettori sono avvisati di seguire le istruzioni a proprio rischio. L'autore di questo libro non potrà essere ritenuto responsabile di eventuali danni accidentali, personali o commerciali causati da un'errata rappresentazione delle informazioni. I lettori sono incoraggiati a cercare l'aiuto di un professionista, quando necessario.

INDICE

Parte 1 1

Introduzione 2

Capitolo 1 - Tutto Quello Che C'è Da Sapere Sull'essere Vegano 4

COSE IMPORTANTI CHE DOVRESTI SAPERE SULL'ESSERE VEGANI. 4
CHE COS'È UN VEGANO E COSA NON LO È. 5
I MIGLIORI MOTIVI PER CUI LE PERSONE SCELGONO LO STILE DI VITA VEGANO. 7
RAGIONI DI SALUTE - 8
RAGIONI ETICHE - 10
PER PROTEGGERE L'AMBIENTE - 11
CIÒ CHE IL TIPICO VEGANO MANGIA 13
I TRE TIPI DI VEGANI. 14
VEGANI DI CIBI CRUDI - 14
VEGANI CIBO SPAZZATURA - 15
VEGANI DIETETICI - 15
LE 10 COSE CHE LE PERSONE TENDONO A FRAINTENDERE SUI VEGANI. 17
1: Essere Vegani È Uno Stile Di Vita Non Salutare - 17
2. Essere Vegani È Solo Una Cosa Hippie - 18
3: Essere Vegani È Inaccessibile - 20
4: Diventare Vegano Ti Rende Debole - 21
5: Essere Vegano È Estremamente Difficile Da Mantenere - 23
6: Diventare Vegani È Noioso - 24
7: La Dieta Vegana È Un Tipo Di Disturbo Alimentare - 25
8: Lo Stile Di Vita Vegano È Pericoloso Per I Bambini - 26
9: I Vegani Hanno Bisogno Di Integratori - 26
10: Essere Vegano È Una Moda Passeggera - 27
Le Celebrità Che Non Pensavi Fossero Vegane 28

Capitolo 2 – Salute, Fitness E Consapevolezzavegana. 30

COME DIVENTARE VEGANI E IL MODO SEGRETO IN CUI I SOCIAL MEDIA POSSONO AIUTARE 30

Il Metodo Infallibile Per Attenersi Alla Dieta Vegana. 31
Il Vegano Consapevole 32
In Che Modo Il Cibo Vegano Può Tonificare I Muscoli E Darti
Un Corpo Snello, Più Sano.. 34
Come Essere Vegano Può Aiutarti A Perdere Peso. 36
Può L'essere Vegano Aiutarti A Prendere Peso E Muscoli? ... 37
In Che Modo Essere Vegani Influisce Sul Tuo Stato D'animo E
Migliora Enormemente La Salute Mentale.......................... 39

Capitolo 3 – Ricette Vegane Che Ti Lasceranno A Bocca Aperta 41

L Piatti Vegani Più Deliziosi E Veloci 41
Lenticchie Speziateal Curry 41
Insalata Di Avocado, Barbabietola E Funghi 43
Zuppa Di Patate Dolci 44
Vellutata Di Carote E Mandorle 46
Tofu L Curry 47
Riso Alla Paprika.. 48
Deliziosi Dessert Perfetti Per I Vegani. 49

Capitolo 4 - Ricette Vegane Per Bambini E Neonati........... 54

Stufato Di Fagioli 54
Fette Biscottate 56
Minestrone 58

Capitolo 5: I Sandwiches& Insalate Vegane Più Incredibili. 60

Bloody Mary 60
Voglia Di Ceci.. 61
Ciocco-Dipendente 62
Groovegreco... 63
Anatra Finta.. 64
Bolle E Scricchiolii 69
Cocktail Cob 71
Che? Quesadilla? 74

Conclusioni 76

Parte 2.. 77

Introduzione 78

1 Mojito Verde Per Ottimisti 79

2 Giubilo Alla Chia Rossa 80

3 Godimento Alla Menta E Anguria 82

4 Euforia Di Bacche E Mango 84

5 Benedizione Per Il Sistema Immunitario 85

6 Gioia Al Mirtillo Viola 87

7 Allegria Alla Chia Verde 88

8 Paradiso Di Agrumi E Fragole 90

9 Felicità Ad Alto Contenuto Di Vitamina K 92

10 Euforia Di Mandarini E Banane 93

11 Gioia Di Mango E Carote 95

12 Dolcezza Alla Pesca E Albicocca 96

13 Risata Alla Prugna E Basilico 98

14 Gioia Ricca Di Omega 3 99

15 Buonumore Alle Bacche Di Goji 101

16 Pace Alla Pesca E Chia 103

17 Buonumore Verde Alla Banana 104

18 Crema Tropicale Arcobaleno 106

19 Sogno Ad Occhi Aperti Rinfrescante Alla Mandorla 108

20 Incantesimo Alla Mela E Chia 109

21 Ispirazione Verde Alla Mela 111

22 Sorpresa Ricca Di Enzimi 113

23 Generosità Alla Banana E Fragole 114

24 Diletto All'arancia E Fico 116

25 Super Ilarità Mattutina 117

26 Mega Giovialità Al Mango 119

27 Sinergia Alle Mandorle E Zucca 121

28 Magia Blu All'albicocca 122

29 Ricarica Alla Mela E Sedano 124

30 Sogno Alla Banana E Mirtillo 126

31 Ilarità Alla Carota E Melone 127

32 Beatitudine Al Mango E Cocco 129

33 Elisir Verde All'uva 131

24 Frullato Tropicale Supervitaminico 132

35 Splendore Cremoso Alla Pesca E Cannella 134

36 Segreto Alla Banana E Fragola 135

37 Sorriso Agli Agrumi E Mango 137

Estratto Ricco Di Vitamine 139

39 Piacere Al Kiwi E Agrumi 140

40 Felicità Pera E Menta 142

41 Euforia Verde Alla Banana 144

42 Sogno Al Lampone E Pera 145

43 Super Diletto Verde 147

44 Esuberanza Solare 149

45 Vivacità Al Mango E Prezzemolo 150

46 Gusto Di Chia E Anguria 152

47 Attrazione Di Peschenoci E Fragole 153

48 Soddisfazione Di Pesca A Ananas 155

49 Percezione Di Mirtilli E Ananas 156

50 Schiocco Cremoso Alle Noci... 158

Conclusioni 161

Parte 1

Introduzione

Voglio ringraziarti e congratularmi con te per aver scaricato il mio libro.

Scrivere questo libro è stato davvero un lavoro d'amore per me. Sono diventato vegano tre anni fa quando ho visto un documentario chiamato Earthlings. Essendo un amante degli animali, dopo aver visto quel documentario, non riuscivo proprio a sostenere un settore del genere. Da allora sono stato così appassionato di dare a questa dieta il mio massimo. All'inizio non è stato facile e ho avuto molte difficoltà. Non avevo idea che ci fossero molti prodotti che contenevano una componente animale, né la quantità di cibo che pensavo fosse vegana, ma in realtà non lo era (sto guardando i tuoi bagel!).

Indipendentemente da ciò, ho insistito e sono stato premiato. Ho perso molto peso proprio nei primi mesi, ho iniziato ad andare in palestra incoraggiato dai miei progressi solo dalla sola dieta. Ho notato che avevo un aspetto migliore e più giovanile. Stavo davvero vedendo i risultati! Il motivo è stato che ho investito molto tempo nel fare ricerche su come implementare le abitudini, come superare le voglie e come si verifica esattamente il processo di perdita di peso. Ora ti sto portando questo libro, con la speranza che possa accelerare il viaggio vegano per te!

La dieta vegana è davvero meravigliosa. Non solo stai diventando più sano, ma stai salvando vite animali allo stesso tempo - non penso che potrebbe andare meglio.

Grazie ancora per aver scaricato questo libro, spero che ti piaccia!

Ti incoraggio a condividere questo libro con tutti i tuoi amici e familiari in modo da diffondere l'amore vegano e rendere questo movimento ancora più grande! Se ti piace questo libro, ti preghiamo di lasciare una recensione onesta. Il tuo feedback significa per me il mondo, e spero davvero che questo libro sia l'inizio di un nuovo te e di uno stile di vita più sano, più produttivo e più felice.

Capitolo 1 - Tutto quello che c'è da sapere sull'essere vegano

Cose importanti che dovresti sapere sull'essere vegani.

Lo stile di vita vegano è un modo di vivere che è esistito molto prima ancora che fosse dato il suo nome. La parola "vegano" fu coniata dalla parola "vegetariano", nell'anno 1944; quando un piccolo corpo di vegetariani si staccò dalla nota Società Vegetariana di Leicester.

Un vegetariano sta lontano dal mangiare certi prodotti animali, i vegani ne fanno uno stile di vita per stare lontano da qualsiasi prodotto animale. Che si tratti di cibo, vestiti, prodotti per capelli, prodotti per il corpo, ecc. La parola era originariamente definita come un principio di emancipazione degli animali dallo sfruttamento dell'uomo.

Che cos'è un vegano e cosa non lo è.

Il concetto di essere vegani è sempre stato frainteso, anche da alcune persone appena vegane. La definizione perfetta di un vegano sarebbe "una persona che ha preso una decisione consapevole di stare lontano da tutto ciò che coinvolge animali o prodotti derivati da animali come carne, uova, latte, formaggio, alcuni vini, zucchero bianco raffinato, ecc. ha la sua convinzione che la libertà degli animali possa coesistere liberamente senza essere danneggiata dalle persone".

Essere vegani è uno stile di vita in crescita ed è attualmente adottato da molte persone in tutto il mondo. Le statistiche hanno dimostrato che più prodotti vegani vengono consumati quotidianamente in percentuali più elevate e attualmente, il mercato in più rapida crescita dei prodotti vegani è la Cina. La Cina ha attualmente una crescita delle vendite del 17,2%.

C'è anche un fenomeno in molti paesi occidentali, noto come Veganuary, dove la gente diventa vegana nel mese di gennaio. Se sei una di queste persone, questo libro include tutto ciò che devi sapere su come essere sicuro di seguire la tua nuova dieta vegana.

I migliori motivi per cui le persone scelgono lo stile di vita vegano.

Questa è una domanda frequente; un sacco di persone si chiedono perché qualcuno nella sua mente giusta scelga intenzionalmente uno stile di vita che li farà stare lontani da carne e altri prodotti animali.

Molte persone sono marginalmente consapevoli della sofferenza che gli animali subiscono quotidianamente, ma dal momento che non sono state direttamente esposte ad essa, respingono la dieta vegana come una moda passeggera. Detto questo, in realtà non esiste una ragione singola o particolare sul perché la gente vada.

Quello che segue è un elenco dei motivi per cui alcuni scelgono di adottare una cucina vegana. Potresti trovare la tua ragione qui di seguito, o anche trovarne una nuova ed essere ulteriormente ispirato a seguire la tua dieta vegana. È anche possibile che tu abbia una ragione completamente diversa per diventare vegano.

Ecco alcuni motivi per cui le persone scelgono di diventare vegani:

Ragioni di salute -

Un sacco di persone che cercano di evitare uno stile di vita che contribuisce a disturbi e malattie come attacchi di cuore, diabete di tipo II e persino il cancro diventano vegani. Queste persone di solito diventano vegane per ridurre l'assunzione di prodotti animali e gli effetti dannosi che possono avere sul corpo.

La maggior parte dei prodotti vegani sono a base vegetale e riducono il rischio di queste terribili malattie e riducono il rischio di sviluppare la malattia di Alzheimer e molte altre.

La dieta vegana contribuisce anche alla perdita di peso, non solo è una dieta a base vegetale meno calorica densa, ma fornisce i giusti nutrienti per dimagrire rapidamente. Una dieta vegana riduce i livelli di colesterolo, le LDL e la pressione sanguigna - questo ti farà sentire non solo fantastico, ma anche bello. Di fatto, le persone che seguono una dieta vegana hanno in genere una pressione del sangue inferiore del 25-75% rispetto a una persona con una dieta di prodotti animali. Questo consente anche ai vegani un rischio molto più basso di demenza.

In sostanza, una dieta vegana creerà uno stile di vita sano senza nemmeno bisogno di allenarsi. Se lavori bene, però, puoi ottenere risultati incredibili sia in termini di perdita di peso che di salute! Esploreremo alcuni di questi benefici più avanti nel libro.

Inoltre, molti degli antibiotici usati nel moderno sistema di allevamento degli animali causano un sacco di terribili effetti collaterali, e andando avanti le persone vegane li stanno evitando.

Ad esempio, l'eccesso di estrogeni, che viene utilizzato per rendere gli animali più "cicciosi" per aumentare la "resa" delle industrie di carne, può contribuire all'aumento di peso quando viene consumato dagli esseri umani. Inoltre, alti livelli di estrogeni sono stati collegati alla ginecomastia (colloquialmente denominata "tette d'uomo") negli uomini.

Ragioni etiche -

Un bel po'di persone scelgono di diventare vegani come stile di vita a causa delle convinzioni che ne sono legate. Essere vegani come stile di vita si concentra sulla protezione della vita e della libertà degli animali, considerando che esistono altre alternative disponibili che non comportano il prelievo di animali. Questo è il modo in cui molte persone sono introdotte al veganismo e la prevenzione della crudeltà verso gli animali è fondamentale per essere un vegano.
L'industria della carne e dei latticini domina il paesaggio, cercando di minimizzare i costi e massimizzare i profitti a scapito degli animali. Non è che i vegani stiano suggerendo che gli animali ricevono lo stesso trattamento degli umani, acquistano le loro case e vivono stili di vita lussuosi - piuttosto ciò che si desidera è che gli animali ricevano uguale considerazione.

Diventando vegano, stai contribuendo in modo massiccio all'eliminazione della sofferenza animale. Ogni anno cresce il numero di persone che diventano vegane, quindi l'industria vegana cresce e sempre più prodotti alternativi sono disponibili per i prodotti che l'industria della carne mette a disposizione. Questo è un ciclo di positività e speriamo un giorno di eliminare ogni sofferenza animale.

Per proteggere l'ambiente -

Il processo di produzione di animali richiede l'uso di molta e tanta acqua e ciò significa che più acqua viene utilizzata per questo scopo piuttosto che per la produzione, ad esempio, di cereali.

In effetti, la quantità di acqua utilizzata per un mangiatore di carne è più del doppio della quantità di acqua che sarebbe stata usata per produrre il cibo che un vegano mangia. Potresti pensare che ci sia un'abbondanza di acqua nel mondo, considerando che il pianeta è il 70% di acqua, tuttavia questo non è il caso in termini di acqua potabile. Si stima che entro il 2030 il mondo avrà solo il 60%

dell'acqua necessaria se non ne facciamo qualcosa ora.

Alcune persone diventano anche vegane per salvare gli alberi, poiché molti alberi vengono abbattuti per creare aree di pascolo per gli animali e creare spazio per la loro produzione di cibo.

Uno dei motivi principali per cui molte persone scelgono lo stile di vita vegano è che si ritiene che l'agricoltura animale contribuisca a circa il 65% del totale del gas di protossido di azoto immesso nell'atmosfera e aumenti anche la quantità totale di gas metano nell'atmosfera.

Particolarmente importante è il fatto che il 9% delle emissioni di biossido di carbonio a livello globale proviene dall'agricoltura animale. Sono tutti gas che svolgono un ruolo fondamentale nell'inquinamento atmosferico e nei cambiamenti climatici. Quindi, eliminando la necessità dell'agricoltura animale, si possono fare molti progressi su grandi temi come il riscaldamento globale.

Riassumendo, diventando vegano, aiuti a ridurre la quantità di acqua che viene usata nell'agricoltura degli animali in modo che possa essere utilizzata da chi ne ha bisogno. Stai riducendo l'effetto del cambiamento climatico globale e contribuisci contro l'inquinamento atmosferico. Nei prossimi 30 anni, se la popolazione vegana continuerà a crescere allo stesso ritmo, avremo fatto enormi progressi nella risoluzione di questi grandi problemi.

Ciò che il tipico vegano mangia

Cosa mangiano i vegani? È vero che un sacco pasti di base contengono prodotti di origine animale. Bene, molte persone che vogliono diventare vegane non sanno che hanno un sacco di altre alternative tra cui scegliere.

I vegani possono diventare creativi, poiché in realtà ci sono molti alimenti disponibili per loro. In effetti, probabilmente più cibo di quello che potresti mangiare in una vita. Un tipico piatto vegano può contenere verdure, tofu, fagioli, pasta, semi, noci, lenticchie, latti vegetali, ecc., Come sostituto di alimenti per animali. Ci sono

anche dolcificanti a base vegetale come la stevia invece di zucchero raffinato e miele.
A causa dell'aumento del numero di persone vegane nel mondo, molti negozi vendono prodotti vegani già pronti. Potresti trovare prodotti vegani pronti come formaggio vegano, dessert vegani e carni vegane come il tofu. Man mano che più persone diventeranno vegane, questo continuerà ad essere il caso e la quantità e varietà di prodotti aumenterà inevitabilmente.

I tre tipi di vegani.

Non tutti i vegani stanno lontano dalle stesse cose, o mangiano gli stessi tipi di alimenti. Il vegano della porta accanto può essere un diverso tipo di vegano rispetto al vegano che vive a pochi isolati di distanza. Ci sono diversi tipi di vegani, queste categorie sono piuttosto ampie quindi potresti essere un mix, eccoli qui:

Vegani di cibi crudi -

Questi tipi di vegani tendono a scegliere alimenti che non sono cotti. Alimenti come verdure, frutta o altri cibi che vengono cucinati a temperature molto basse.

Vegani cibo spazzatura -

Questi tipi di vegani si basano principalmente su dessert e cibi vegani elaborati, come gli hamburger vegetariani. Poiché un sacco di "cibo spazzatura" vegano in realtà tende ad essere molto più sano del cibo spazzatura basato sugli animali, questo può essere una dieta praticabile per la perdita di peso, anche se non è raccomandato semplicemente mangiare hamburger vegetariani e gelato al latte di soia.

Vegani dietetici -

Questi vegani tendono a mangiare cibi che provengono da un'origine vegetale. Tuttavia, i vegani alimentari possono usare prodotti animali in altre cose non commestibili come cosmetici, vestiti, saponi, shampoo, ecc.

Questo è un percorso per molti vegani principianti, che non conoscono ancora l'estensione dell'uso di prodotti animali in molti articoli che usiamo nella vita quotidiana. È un buon punto di partenza e molte di queste persone tendono ad abbracciare completamente lo stile di vita vegano con il passare del tempo.

Le 10 cose che le persone tendono a fraintendere sui vegani.

1: Essere vegani è uno stile di vita non salutare -

Molte persone tendono a pensare che stare lontano dai prodotti animali sia come stare lontano da molte sostanze nutritive. Tuttavia, ci sono molte alternative ai prodotti animali che hanno la stessa quantità di nutrienti o anche di più. Ad esempio, mangiare un hamburger vegetariano è molto più salutare di un hamburger di manzo, a causa di tutti i benefici per la salute menzionati prima.

Contrariamente alla credenza popolare, diventare vegani fa molto più bene che male quando si tratta della salute. Esistono moltissimi studi a sostegno di ciò, ma penso che la maggior parte delle persone capisca intuitivamente che solo preoccupandosi di ciò che si mangia diventi più sano, soprattutto quando si eliminano i prodotti a base di carne derivati dalla dieta e si sostituiscono a quelli rivitalizzanti prodotti.

La società è ben consapevole del potere della cucina a base vegetale, abbiamo parole come "fai i tuoi cinque pasti al giorno" e "una mela al giorno toglie il medico di torno", è solo che molti non agiscono su queste ben note banalità.

2. Essere vegani è solo una cosa hippie -

Molte persone sono gravate dalla convinzione che le uniche persone che diventano vegane siano hippy, quindi; è una cosa hippy. Molti associano il vegano ad uno stile di vita olistico alternativo o ai vegani che hanno una certa dottrina.

Ma questo è un grosso equivoco, visto che molte persone di ogni ceto sociale sono vegane. In effetti, uno dei motivi principali per cui molte persone stanno diventando vegane è che molte celebrità stanno attribuendo allo stile di vita e queste celebrità sono modelli per molti.

Inoltre, molti politici, dottori, avvocati e insegnanti sono vegani e non li riconosceresti guardandoli. Certo, c'è la minoranza di persone che telegrafano del fatto che sono vegane, ma questo è veramente un esempio della minoranza vocale che viene rappresentata come la maggioranza.

3: Essere vegani è inaccessibile -

Le persone hanno l'idea sbagliata che lo stile di vita vegano sia molto costoso e solo le persone con tasche profonde possano permettersi di essere vegani. Ma questo non è il caso.

Ci sono molti prodotti vegani a prezzi accessibili che ti costano la stessa quantità o anche meno, se confrontati con l'alternativa del prodotto animale. Ti costa anche moralmente meno.

Un sacco di prodotti vegani come legumi, noci e pasta sono molto convenienti e anche abbondanti nei negozi di alimentari. Inoltre, logicamente parlando, meno elaborato è il cibo, più economico sarà il più sano. Prova a visitare un mercato e comprare frutta e verdura alla rinfusa. Rimarrai sorpreso dal tipo di offerte che puoi ottenere.

Se non hai voglia di visitare il mercato, molti dei negozi più famosi ora hanno negozi online, dove puoi ricevere i prodotti vegani direttamente a casa tua!

4: Diventare vegano ti rende debole

Un altro equivoco che rende le persone lontane dallo stile di vita vegano è la convinzione che il corpo vegano e il sistema immunitario siano in qualche modo più deboli di una persona media che si nutre di prodotti animali.

L'immagine di un vegano carente di ferro compare nelle teste di molti. Tuttavia, essere vegani non ti rende in alcun modo debole, poiché i prodotti vegani contengono tutti i nutrienti necessari per rendere forte il tuo corpo e il sistema immunitario, ed in realtà, mangiare una dieta così varia è un buon modo per assicurarti di ottenere ancora più vitamine, minerali e proteine rispetto a un non-vegano, che potrebbe semplicemente attenersi ai cibi che conosce e non provare nulla di nuovo.

In effetti, ci sono molti atleti vegani di successo come David Meyer nel BrazilianJiu Jitsu di cui si fatica a negare la forza e Pat Reeves, una powerlifter femminile che ha superato il cancro e ha battuto il record del deadlift mondiale due volte!

5: Essere vegano è estremamente difficile da mantenere-

Un sacco di persone credono che se sei un vegano, deve essere difficile, se non impossibile, stare lontano dai prodotti animali che i vegani normalmente tengono alla larga.

Questa convinzione che i vegani stiano negando i loro corpi di ciò di cui hanno bisogno scoraggia molte persone, in tal modo, facendole stare il più lontano possibile dalla possibilità di essere vegani. Naturalmente questo non è vero; diventare vegano è semplice una volta che hai deciso e diventa più facile se lo fai per te.

Proprio come qualsiasi cosa, con la pratica e la ripetizione, migliorerai. Se metti anima e corpo nell'essere vegano, i risultati che otterrai nella tua vita personale saranno fenomenali, ma anche i risultati che otterremo insieme in termini di rendere il mondo un posto migliore saranno astronomici.

6: Diventare vegani è noioso -

Il fatto che i vegani siano tenuti a stare lontano da certi cibi che la maggior parte del mondo consuma fa sì che le persone costruiscano l'equivoco che in qualche modo le vostre opzioni dietetiche diventeranno troppo limitate;

Questo non potrebbe essere più lontano dalla verità, una volta che hai approfondito la cucina vegana, puoi dire che c'è una grande quantità di cibo gustoso là fuori che aspetta solo di essere scoperta.

È una tale avventura, essere vegano ti permette di scoprire del cibo che non sapevi nemmeno esistesse, provare cose nuove e persino incontrare nuove persone. Potresti incontrare uno dei tuoi migliori amici nei circoli vegani.

7: La dieta vegana è un tipo di disturbo alimentare -

La maggior parte delle persone non può stare lontana dai prodotti animali e questo rende difficile loro capire perché qualcuno sano di mente sceglie di non mangiare carne e simili.

Ciò porta alcuni a interpretarlo nell'unico modo che sanno, e cioè a credere che le persone che hanno scelto questo stile di vita sono in qualche modo anormali e soffrono di una sorta di malattia mentale che si manifesta come un disturbo alimentare.

Evidentemente, questo è il modo sbagliato di guardare alle cose; le persone che assumono lo stile di vita vegano hanno preso una decisione consapevole di vivere in questo modo e sono perfettamente normali per aver scelto di farlo. Infatti, dopo aver saputo del tipo di sofferenza che gli animali sperimentano, come si fa a non essere vegani.

8: Lo stile di vita vegano è pericoloso per i bambini -

Questo ci riporta nuovamente al fatto che ci sono molte alternative vegane che in alcuni casi hanno anche più nutrienti del prodotto animale medio.

Alcune persone pensano che i bambini cresciuti in modo vegano siano in qualche modo carenti di sostanze nutritive che le loro controparti allevate sui prodotti a base animale hanno.

Questo non è vero; i bambini possono anche ottenere i nutrienti di cui hanno bisogno dai pasti vegani. In effetti, ci sono molti atleti vegani che si comportano molto bene nei rispettivi campi. Ad esempio, Cody Elkins aveva solo dieci anni quando vinse il campionato mondiale di pallacanestro all'aperto. Era stato vegano da quando aveva due anni.

9: I vegani hanno bisogno di integratori -

Le persone tendono a pensare che una tipica persona vegana abbia bisogno di integratori per compensare la sua "cattiva alimentazione", e questa è una nozione errata. Come vegano, non è necessario assumere integratori, tuttavia possono certamente aiutare all'inizio quando non sei esattamente sicuro di ciò che ti manca.

Dato che sei vegano per un periodo di tempo più lungo, puoi familiarizzare con una più ampia varietà di alimenti che soddisferà tutte le esigenze nutrizionali in modo tale che idealmente non hai bisogno di alcun integratore. In realtà, la maggior parte delle persone diventa vegana senza alcun tipo di integratore.

10: Essere vegano è una moda passeggera -

Molte persone pensano che essere un vegano stia diventando una moda . Direi che, in un certo senso, è decisamente una buona cosa. Dovrebbe essere di moda per salvare il pianeta.

Tuttavia, in realtà, grazie ai social media, sempre più persone stanno diventando consapevoli della crudeltà inflitta agli animali e anche dei benefici per la salute di diventare vegani.

Chiamalo come preferisci, non si può negare che essere vegani sia una delle cose migliori che puoi fare per la tua salute.

Le celebrità che non pensavi fossero vegane

Un sacco di persone hanno assunto lo stile di vita vegano a causa del fatto che le varie celebrità che idolatrano hanno adottato lo stile di vita vegano. Ci sono molte celebrità che stanno attualmente diventando vegane, incoraggiando molte persone lungo la strada. Alcune di queste celebrità includono persone importanti come: Ellen DeGeneres, Ariana Grande, LiamHemsworth, MileyCyrus, Ellen page, ecc.

La maggior parte di loro ha scelto lo stile di vita vegano perché ha imparato a conoscere la crudeltà animale coinvolta nella maggior parte dei prodotti a base animale. Inoltre, la maggior parte di loro ha affermato che diventare vegani è stata una grande decisione da parte loro e che non se ne pentono in alcun modo.

Penso che sia davvero fantastico che stiano promuovendo la dieta e lo stile di vita vegano, e speriamo di poter ottenere altri convertiti di celebrità nel 2018. Abbiamo già avuto WILL.I.AM, in attesa di molti altri!

Capitolo 2 – Salute, Fitness e Consapevolezzavegana.

Come diventare vegani e il modo segreto in cui i social media possono aiutare

È semplice. Basta non mangiare o usare prodotti animali. Va bene, mi hai preso. Non è così semplice. Se sei già vegetariano, potrebbe essere abbastanza facile per te diventare vegano completo, ma essendo sinceri, c'è molta ricerca da fare su come diventare veramente un vegano. Mi aspetto che tu faccia quello che ho fatto e trascorri ore e ore a cercare risorse online e a cercare su Google quali sono i cibi vegani? Beh, mi aspetto che tu faccia l'ultima parte.

Per facilitare l'accesso a tutte le informazioni giuste, iscriviti a gruppi Vegani su Facebook. Unisciti a un club vegano presso la tua scuola o università, segui account Instagram vegani, account Twitter, magari segui anche blogger vegani su tumblr o vlogger su Snapchat.

Più informazioni avrai, più otterrai maggiori probabilità di attenerti alla tua dieta. Se ti immergi completamente nella cultura vegana, il tuo cervello si accorgerà lentamente "Oh wow, stiamo facendo questa cosa vegana per davvero allora". Allora sarai in grado di seguire la dieta molto più facilmente. Questa è conosciuta come la legge di attrazione.

Un'altra cosa che suggerirei è che prima di andare a letto tutte le sere, scrivi su un foglio di carta "I motivi per cui voglio diventare vegano" e vedi se riesci a scrivere almeno dieci motivi. Quello che troverai è, quando arrivi a dieci motivi, che ne avrai molti più di dieci. Continua e vedi quanti ne puoi scrivere. Se lo fai ogni giorno per un mese, posso garantire che ti atterrai alla tua dieta.

Il metodo infallibile per attenersi alla dieta vegana.

Il salto nel metodo funziona molto bene per alcune persone. Come sai, quando stai cercando di entrare in acqua sulla spiaggia, qual è il modo più comodo per entrare? Guadare lentamente l'acqua sentendoti freddo sulla pelle o saltando subito dentro?

Beh, alcune persone non possono davvero entrare subito. Questo è il motivo per cui potrebbe essere una buona idea diventare vegetariano per un mese e poi diventare completamente vegano. Questo è un metodo perfettamente valido e fa miracoli se vuoi essere assolutamente sicuro di attenerti alla tua dieta vegana. Ti dà anche il tempo di ricercare quali prodotti animali ci sono là fuori e le loro alternative.

Il vegano consapevole

La meditazione e l'essere vegani sono così perfettamente in sinergia. Puoi iniziare con solo dieci minuti al giorno, sederti in una stanza tranquilla e cercare di concentrarti sul tuo respiro mentre entra e esce. Se la tua attenzione va altrove, riportala al tuo respiro. Trovo che funzioni meglio se hai un cuscino su cui sederti, oppure puoi provare seduto su una sedia. Puoi anche farlo sdraiato, ma fai attenzione a non addormentarti.

Imposta un piccolo timer, io ad esempio preferisco usare un timer da cucina piuttosto che il mio telefono solo perché medito al buio e il telefono emana troppa luce. Quando il timer suona, rilassati. Ora, in questo momento di rilassamento, pensa a tutte le piccole vite animali che hai aiutato diventando vegano. Pensa a quanto è bello il tuo corpo e come stai davvero facendo un cambiamento in te stesso.

Se lo fai quotidianamente e ti impegni a farlo, inizierai davvero a sentirti straordinario ogni giorno. Consiglio di farlo allo stesso tempo, al mattino o prima di andare a letto.

Per renderlo un'abitudine solida, un trucco davvero buono è associarlo con un'abitudine che hai già, quindi forse dopo esserti lavato i denti, medita per dieci minuti e poi ricompensa te stesso.

La ricompensa può essere qualsiasi cosa, ero solito premiare me stesso con il gelato vegano, ma la cosa potrebbe facilmente sfuggire di mano, così ora invece mi faccio una gustosa insalata.

In che modo il cibo vegano può tonificare i muscoli e darti un corpo snello, più sano

Un sacco di proteine vegane possono ridurre il rischio di malattie cardiovascolari, attraverso il miglioramento del colesterolo e dei profili di pressione sanguigna. Secondo il dottor Bahee Van de Bor, la maggior parte dei mangiatori di carne ha un più alto tasso di assunzione di grassi saturi, aumentando così le loro possibilità di sviluppare malattie cardiovascolari.

Si dice anche che i vegani abbiano un BMI inferiore rispetto ai non vegani; riducendo così il rischio di diabete. Questo è un ottimo modo di vivere per le persone che desiderano perdere peso mantenendo uno stile di vita sano.

Ma bisogna fare attenzione nel perseguire la perdita di peso vegana, perché se i pasti vegani contengono troppo cibo amidaceo, potrebbe farti guadagnare più peso. Equilibra i tuoi pasti vegani per un corpo sano.

Come risultato dell'elevata e varia assunzione di frutta e verdura fresca da parte dei vegani, tendono ad avere una pelle più fresca e più sana rispetto alla media non vegana. Frutta e verdura sono ricchi di antiossidanti e vitamine essenziali che sono la base per una pelle bella e sana. La vitamina E e C aiuta a neutralizzare i radicali dannosi per la pelle e combatte le macchie e le rughe. Lo zinco, che si trova nei fagioli (un ingrediente importante nella maggior parte delle diete vegane) è stato scoperto di avere la capacità di combattere l'acne, ridurre l'infiammazione e prevenire i brufoli.

I vegani hanno una buona fonte di vitamina D, che include grassi fortificati, bevande di soia non zuccherate e esposizione alla luce solare estiva. Questa vitamina è responsabile per la tonificazione dei muscoli, dei denti e delle ossa e anche per mantenerli sani.

La vitamina B12, che è inclusa in diversi pasti vegani come l'estratto di lievito, bevande di soia non zuccherate e cereali per la colazione, aiuta a mantenere un corpo più sano e un sistema nervoso più sano. Le diete vegane diminuiscono anche il rischio di consumare grassi potenzialmente dannosi dagli animali, poiché i grassi animali sono collegati a molte malattie; che vanno dal cancro al diabete. La dieta vegana riduce anche il tasso di mortalità del due percento, poiché il rischio di morte è aumentato da un apporto calorico elevato di proteine animali. In altre parole, la dieta vegana ti aiuta a vivere più a lungo. Stupefacente!

Come essere vegano può aiutarti a perdere peso.

Il consiglio tipico per la perdita di peso è quello di mangiare di meno e fare più esercizio fisico. Anche se questo è vero, mi sembra che non sia abbastanza specifico ai giorni nostri. Quindi ecco: essenzialmente una dieta a base vegetale è molto meno densa di calorie di una dieta a base animale. Ciò significa che per grammo di cibo, consumerai meno calorie.

Considera ora se sostituisci tutti i pasti su base giornaliera con cibi vegani, e se quindi stai mangiando molto meno calorie del normale. Non solo, ma aumenterai il tuo tasso metabolico con tutto il cibo salutare che hai assunto.

Diventare vegani è quindi un modo sicuro per perdere peso e se continui così, puoi perdere molto peso in un breve periodo di tempo. Ti incoraggio a scaricare un'app chiamata MyFitnessPal, in cui è possibile monitorare le calorie e vedere quanto stai assorbendo e persino quanto stai bruciando. Puoi anche usarlo per trovare nuovi alimenti vegani e unirti alle comunità di cibo vegane, dove puoi chiedere tutte le tue domande relative ai vegani. Roba buona!

Può l'essere vegano aiutarti a prendere peso e muscoli?

Sì, quasi certamente. Consiglierei di leggere questo libro anche se vuoi perdere peso, dato che ti darà un'idea di quali cibi usare con moderazione. In questo caso, è fondamentale concentrarsi su cibi vegani ad alto contenuto calorico, ad esempio noci.

Le mandorle e gli anacardi in particolare sono ricchi di grassi sani e possono aiutarti a mettere peso. Un mix di nocciole è una buona varietà da considerare se ti annoi a mangiare gli anacardi tutto il giorno, cosa di cui sono certamente colpevole poiché sono così gustosi.

Gli oli vegetali sono anche molto ricchi di calorie. L'olio di canola e di cocco sta spingendo 900 calorie per cento grammi, che può essere un incredibile strumento per guadagnare peso combinato con un'insalata o se usato con parsimonia.

Inoltre, gli avocado hanno fino a 320 calorie e possono essere utilizzati in sandwich, mangiati con cracker o da soli.

In che modo essere vegani influisce sul tuo stato d'animo e migliora enormemente la salute mentale.

Molte persone hanno affermato di essere più felici dopo aver adottato lo stile di vita vegano. In primo luogo, c'è la soddisfazione che deriva dal sapere che sei riuscito a proteggere i diritti e la libertà degli animali, e per questo gli animali stanno subendo meno sofferenze di giorno in giorno.

Poi c'è il beneficio di uno stile di vita più sano che porta a un corpo e un sistema immunitario più sani, una pelle dall'aspetto sorprendente, muscoli tonici e ossa più forti. La dieta vegana consente anche l'esplorazione di altri piatti che di solito non avresti provato se fossi stato un non-vegano.

Lo stile di vita vegano riduce il tasso di mortalità e riduce il rischio di avere malattie cardiache o alcune forme di cancro che possono essere causate dal consumo di prodotti animali. L'essere vegano nel suo insieme è riuscito a trasformare un sacco di persone in uomini migliori; empatico e gentile verso non solo gli animali, ma anche verso le persone.

Salvare gli altri ti rende più felice con te stesso e con quelli che ti circondano. E questo è solo un motivo sufficiente per diventare vegani. La cosa sorprendente di diventare vegani è che non ci sono costi per prendere la decisione di assumere lo stile di vita, ma il valore che si ottiene dall'essere vegani è infinito. Per la maggior parte delle persone, la dieta vegana è diventata l'unico modo di vivere e il modo migliore in cui sanno come vivere.

Salvare gli animali oggi scegliendo di essere vegano come stile di vita, mentre allo stesso tempo avvantaggia il tuo corpo e la tua comunità.

Nota dell'autore: Ehi, spero davvero che ti stia godendo il libro finora. Se è così, assicurati di lasciare una recensione onesta su Amazon. Significherebbe molto per me e mi aiuterà a scrivere libri ancora migliori in futuro.

Capitolo 3 – Ricette vegane che ti lasceranno a bocca aperta
I piatti vegani più deliziosi e veloci

Scegliere cosa fare con i tuoi ingredienti vegani non è così difficile come pensi. Ci sono un sacco di ricette facili e deliziose che possono essere fatte con i tuoi ingredienti vegani. Non dovrai ripetere i pasti di nuovo se ne conosci qualcuno, ricorda, si tratta di pratica. Più ricette impari, più varia sarà la tua cucina vegana.

Lenticchie speziateal curry

Questo piatto non è solo delizioso, ma è pieno di spezie e verdure che potrebbero servire come piatto straordinario in una giornata fredda.

Ingredienti necessari:

1 lattina di concentrato di pomodoro.

2 spicchi d'aglio

3 barattoli di cavolfiori.

1 lattina di piselli surgelati

Riso basmati (cotto).

Una lattina da tre quarti di pistacchi tritati, sgusciati e non salati.

Pepe nero.
Sale.
2 cucchiaini di cumino macinato.
2 scalogni medi.
1 pezzo di peperoncino jalapeno.
2 cucchiaini di coriandolo macinato.
1 cucchiaio di succo di lime appena spremuto.
1 lattina di latte di cocco.
1 lattina e mezzo di lenticchie.
4 fette di zenzero fresco sbucciato.
2 barattoli di brodo vegetale.

Metodo di preparazione:

1. Il primo passo consiste nel versare tutto il cumino, il peperoncino jalapeno, il coriandolo, il concentrato di pomodoro, il sale, il pepe nero, lo zenzero, l'aglio e lo scalogno in un robot da cucina. Quindi, miscela fino a quando non diventa liscia, prima di trasferire gli ingredienti in una ciotola da 7 o 8 litri.

2. Il latte di cocco, le lenticchie, una tazza di acqua e un brodo vegetale devono essere aggiunti alla stessa miscela, con il cavolfiore in cima. La miscela deve essere lasciata cuocere ad alta temperatura per

circa cinque ore fino a quando le lenticchie diventano morbide.

3. Mentre la miscela è ancora in cottura, aggiungere i piselli, il succo di lime e il sale. Servire con il riso cotto Basmati e guarnire con pistacchi.

Insalata di avocado, barbabietola e funghi

Non c'è niente di più sano di un'insalata. È piena di innumerevoli vitamine e minerali ed è facile da preparare. L'insalata di avocado, barbabietola e funghi è un pasto perfetto da preparare qualsiasi giorno!

Ingredienti necessari:

2 avocado maturi.

3 cucchiai di olio d'oliva.

Un quarto di lattina di succo di limone.

150 grammidi cavoletti.

230 grammi di barbabietola precotta tritata

4 cappucci medi di fungo.

2 fogli di pane non lievitato frantumato.

Metodo di preparazione:

1. Spruzza i cappucci dei funghi con uno spray da cucina antiaderente e aggiungi

una spruzzata di sale su una grande teglia da forno.

2. Arrosta i cappucci a una temperatura di circa 450 gradi Fahrenheit (230 gradi Celsius), per circa 20 minuti o finché diventano teneri.

3. Sbatti il succo di limone con un cucchiaino di sale, olio d'oliva e un cucchiaino di pepe. Aggiungi il cavolo e la barbabietola.

4. Copri con capperi affettati di avocado, matzo e funghi.

5. Servi con il condimento rimanente sul contorno.

Zuppa di patate dolci

Questa può essere servita sia come una deliziosa zuppa e una salsa al curry quando è resa un po' più spessa con verdure fresche. Può essere servita con riso bianco o marrone.

Ingredienti necessari:

1 cipolla tagliata a dadini.

1 cucchiaino di sale.

1 litro di brodo vegano.

Succo di limone.

1 cucchiaio di curry vegano thailandese.

2 cucchiaini di olio vegetale.

400 ml di latte di cocco grasso ridotto (in scatola).

1 cucchiaio di zenzero fresco tritato finemente.

30 grammi di coriandolo fresco tritato finemente (come guarnizione).

Metodo di preparazione:

1. L'olio dovrebbe essere aggiunto in una casseruola grande e pesante e collocata su una stufa a fuoco medio-alto.

2. Aggiungi lo zenzero e la cipolla, quindi mescola per circa cinque minuti o finché gli ingredienti non diventano morbidi.

3. Aggiungi la pasta di curry e il sale e mescola per altri tre minuti.

4. Aggiungi il latte di cocco, la patata dolce e il brodo. Lascia bollire a fuoco basso per circa venti minuti (non coprire la padella).

5. Versa la zuppa in un frullatore o robot da cucina e frulla.

5. Metti la zuppa sul fuoco e lascia sobbollire.

6. Mescola nel succo di limone appena prima di servire.

7. Guarnisci con coriandolo e servi caldo.

Vellutata di carote e mandorle

Questo si sposa perfettamente con alcuni cracker o si può immergere in alcune patatine vegetali come spuntino veloce e delizioso.

Ingredienti necessari:

Sale e pepe o brodo vegetale a piacere.

140 grammi di carote.

140 grammi di mandorle.

Metodo di preparazione:

1. Taglia le carote a dadi. Raccoglile e mettile in una padella, e falle bollire finché non diventano morbidi.

2. Mescola le carote cotte in una ciotola, puoi utilizzare un mortaio e un pestello per questo.

3. Aggiungi le mandorle nella ciotola di purè di carote e mescola bene.

4. Aggiungi il brodo o sale e pepe a piacere.

5. Immergi la vellutata con i cracker e le patatine vegetali!

Tofu l curry

Ingredienti necessari:
1 cipolla
1 scatola di latte di cocco
3 cucchiaini di passata di pomodoro.
1 dado in mezzo bicchiere d'acqua.
250 grammi di tofu solido.
1 peperone rosso.
2 cucchiaini di curcuma.
2 cucchiaini di curry in polvere.
Metodo di preparazione:
1. Taglia le cipolle finemente. Quindi, friggili in una casseruola finché non diventano dorate.
2. Aggiungi il curry in polvere e la curcuma e mescola per circa tre minuti.
3. Taglia finemente le altre verdure. Quindi aggiungili alla padella.
4. Aggiungi il latte di cocco, il brodo e la passata di pomodoro.
5. Infine, aggiungi il tofu solido e fai cuocere a fuoco alto.
6. Servi quando tutte le verdure sono ben cotte e tenere.

Riso alla paprika

Se sei di fretta, questo è sicuramente il piatto per te (3-4 porzioni).

Ingredienti necessari:

2 cucchiai di olio.

1 cipolla

2 spicchi di aglio tritato finemente.

Una lattina di piselli surgelati.

170 grammi di riso bianco.

Una lattina di fagioli bianchi.

Una lattina di fagioli surgelati.

350 ml di acqua calda e un brodo di scorta.

Metodo di preparazione:

1. Trita le cipolle e aggiungi in una padella con olio, inizia a fuoco medio.

2. Aggiungi i fagioli, la paprika e l'aglio.

3. Aggiungi il riso e mescola finché l'olio non ricopre il riso.

4. Abbassa il fuoco, copri la padella e lasciala cuocere per 15 minuti.

5. Quando il riso diventa morbido e soffice, aggiungi i piselli e il mais e cuoci per altri 15 minuti.

6. Servi caldo.

Deliziosi dessert perfetti per i vegani.

Ci sono un sacco di deliziosi dessert che possono essere fatti con ingredienti vegani. Quindi, avere un debole per i dolci non sarà uno svantaggio per te. Fidati di me, puoi essere vegano e goderti la tua giusta dose di dolciumi.

I migliori Browniesvegani

Il cioccolato è un tesoro globale e i vegani non fanno eccezione. Il cacao in polvere è molto utile per questo dessert.

Ingredienti necessari:

20 grammi di polvere di cacao.

¾ di cucchiaini di lievito.

50 grammi di sciroppo d'oro.

120 grammi di latte di soia.

110 grammi di farina semplice.

10 grammi di cocco essiccato.

15 gocce di estratto di vaniglia.

80 grammi di zucchero di canna.

Metodo di preparazione:

1. Preriscalda il forno a 360 gradi F (180 gradi Celsius)

2. Setaccia la farina, il lievito e la polvere di cacao in una ciotola.

3. Aggiungi lo zucchero, lo sciroppo, il latte, la noce di cocco e la vaniglia in una grande ciotola e sbatti completamente.

4. Versa l'impasto in una teglia rotonda unta di circa 8 "(20 cm) di lunghezza.

5. Cuoci per venti minuti nel forno preriscaldato.

6. Ruota la padella a metà del tempo di cottura.

7. Fora i brownies con uno stuzzicadenti per controllare se sono finiti (se sono fatti, la scelta dei denti sarà secca).

Muffin ai frutti di bosco vegani
Questo dessert è assolutamente paradisiaco. Non è solo bello, ma ricco di bacche nutrienti per il gusto aggiunto.
Ingredienti necessari:
1 tazza e ¾ di farina autoadescante.
Un cucchiaino di baccelli di vaniglia.
Una tazza di 2/4 di latte di soia.
Una tazza di frutti di bosco.
160 grammi di olio di cocco duro.
Tre tazze e ¾ di pasta.

Due uova di lino

Metodo di preparazione:

1. Prima di tutto, riscalda il forno a 360 gradi Fahrenheit (180 gradi Celsius).

2. Prepara una teglia per cupcake con 12 involucri per cupcake medi.

3. Utilizza una frusta elettrica in una ciotola di medie dimensioni e frulla l'olio di cocco fino a quando non diventa liscia.

4. Aggiungi il tuo incolla data e frusta a fondo per circa due minuti.

5. Mescola i baccelli di vaniglia e le uova di lino fino a ottenere un impasto omogeneo.

6. Aggiungi la farina e il latte di soia alla miscela e piegala nella miscela.

7. Versalo negli involucri della torta della tazza.

8. Cuoci per circa venticinque minuti fino a quando i cupcakes non sono sodi e si sono lievitati bene.

9. Servili. Puoi ghiacciarli prima di servire, se lo desideri.

Torta al limone

Questa torta è nutriente, deliziosa e ha un gusto e un odore buoni che permangono anche dopo aver finito di mangiare tutto.

Ingredienti necessari:

200 grammi di zucchero.

Mezzo cucchiaino di gomma di xantano.

30 grammi di farina di soia.

250 grammi di margarina vegana.

150 grammi di farina semplice.

15 grammi di lievito.

2 cucchiaini di zucchero vanigliato.

200 ml di acqua calda mescolata con i succhi di due limoni.

100 grammi di farina di mais.

50 grammi di mandorle

Scorza finemente grattugiata di 2 limoni (usa quelli di prima).

Metodo di preparazione:

1. Preriscalda il forno a 340 gradi Fahrenheit (170 gradi Celsius)

2. Fodera una tortiera di circa 12 "(30 cm) e ungila leggermente.

3. Versa la farina di soia, lo zucchero, lo zucchero vanigliato, la margarina vegana e la gomma xantana in una grande ciotola.

4. Mescola gli ingredienti a bassa velocità in modo da poter controllare la consistenza della miscela.

5. Versa il succo di limone con l'acqua calda per un totale di 200 ml.

6. Mescola il liquido con la miscela a una velocità media di circa 3 o 4 minuti.

7. Setaccia la farina di mais con la farina e il lievito nella miscela e piegare con una spatola.

8. Versa il tutto nella tortiera e cuoci per circa 60-75 minuti.

Follow Up: Glassa per la torta al limone - Ingredienti necessari:

3 cucchiai di succo di limone.

150 grammi di zucchero a velo

2 cucchiaini di scorza di limone.

Metodo di preparazione:

1. Mescola tutti gli ingredienti e spalmali sulla torta al limone.

Capitolo 4 - Ricette vegane per bambini e neonati

I bambini allevati vegani possono ottenere i nutrienti necessari con i piatti giusti. Ci sono molti piatti vegani nutrienti e gustosi per i vostri bambini e i vostri neonati. Eccone alcuni:

Stufato di fagioli

Questa è un'incredibile fonte di proteine.
Ingredienti necessari:
1 carota a cubetti.
10 ml di lenticchie secche.
Una pastinaca a dadini.
Un mezzo cucchiaino di erbe miste.
15 grammi di farina.
Olio vegetale richiesto per friggere.
10 ml di passata di pomodoro.
Una piccola cipolla tritata finemente.
Mezzo litro di brodo vegetale.
75 grammi di fagioli secchi e piselli ammorbiditi durante la notte.
Metodo di preparazione:
1. Inizia leggermente friggendo le cipolle nell'olio vegetale.

2. Aggiungi tutti gli ingredienti rimanenti tranne la farina.

3. Lascia bollire e cuoci a fuoco lento per circa un'ora, in modo che le verdure possano cuocere correttamente.

4. Aggiungi un cucchiaio di acqua fredda alla farina e mescola delicatamente con la pasta.

5. Lascialo stufare e cuocere per qualche minuto finché non si addensa.

6. Aggiungi la purea o servila in questo modo se il bambino è ancora un neonato.

Dessert di tofu alla frutta

Il delizioso gusto alla frutta e panna è uno dei preferiti dei più piccoli. È facile da preparare e da mangiare.

Ingredienti necessari:

75 grammi di tofu di seta.

50 grammi di yogurt di soia vivo.

75 grammi di frutta secca mista.

Metodo di preparazione:

1. Cuoci i frutti secchi in poca acqua delicatamente fino a renderli morbidi.

2. Raffredda i frutti secchi per un breve periodo di tempo.

3. Aggiungi il tuo tofu di seta e lo yogurt ai frutti e frulla fino a ottenere un composto liscio e cremoso.

Fette biscottate

I bambini adorano assolutamente masticarli, specialmente quando iniziano i dentini. Questo piatto è adatto per bambini che hanno 10 mesi o più.

Ingredienti richiesti:

Una fetta spessa da una pagnotta di pane integrale (si consiglia il pane di ezekiel).

Metodo di preparazione:

1. Taglia il pane a strisce spesse.
2. Metti il pane tagliato su una teglia.
3. Cuoci per circa 15 minuti a una temperatura di 350 gradi.
4: Rimuovi e servi ai tuoi bambini.

Gelatina di frutta normale

Questo piccolo tesoro è perfetto da regalare a tuo figlio come un pasto da asporto, soprattutto da portare a una festa con altri bambini.

Ingredienti richiesti:

2 cucchiaini colmi di polvere di agar-agar.

Crema di soia

Da 500 ml a 750 ml di succo di frutta dolce (può essere qualsiasi frutto di vostra scelta).

Metodo di preparazione:

1. Riscalda il tuo succo di frutta finché non bolle.

2. Aggiungi la polvere di agar-agar e lascialo cuocere per circa 2 o 3 minuti.

3. Versalo in un tumulo di gelatina e lascialo riposare in frigorifero durante la notte.

4. Servi con la crema di soia.

Muesli per bambini

Questa è una colazione perfetta per il tuo bambino in crescita.

Ingredienti necessari:

5 pezzi di albicocca secca (fai bollire in acqua fino a quando non si ammorbidisce).

150 ml di latte di soia fortificato.

1 pera (sbucciata e tritata).

15 grammi di avena.

Metodo di preparazione:

1. Metti l'avena e il latte di soia in una casseruola.

2. Lascia sobbollire gli ingredienti per circa due o tre minuti, fino a quando la miscela si addensa.

3. Raffreddalo un po'dopo averlo rimosso dal fuoco.

4. Aggiungi le albicocche cotte e i pezzi di pera e frulla fino a renderla liscia e cremosa.

Minestrone

Dovrebbe essere reso buono e spesso. È adatto a bambini di età pari o superiore a 10 mesi.

Ingredienti richiesti:
1 litro di brodo vegetale.
Una carota media
Mezzo gambo di sedano.
Una patata media.
Spicchiod'aglio mezzo schiacciato.
Olio vegetale.
Una cipolla piccola tritata.
Una piccola scatola di fagioli.

75 grammi di forme di pasta secca.
Pomodori di lolla tagliati a metà grandi.
50 grammi di piselli.
50 grammi di cavolo tritato finemente.
Metodo di preparazione:
1. Friggi la cipolla, l'aglio e il sedano in una padella con l'olio vegetale.
2. Aggiungi gli altri ingredienti eccetto la pasta e fai sobbollire per circa venti minuti.
3. Aggiungi la tua pasta e fai sobbollire ancora per circa dieci minuti. Fatto.

Capitolo 5: I sandwiches& insalate vegane più incredibili.

Se, come me, vivi uno stile di vita frenetico, questi panini e snack vegani saranno assolutamente l'ideale per te. Assicurati di scegliere il tipo giusto di pane, ti consiglio il pane ezekiel o il pane a lievitazione naturale. Questi pani non sono solo gustosi, ma ricchi di proteine. In alcune ricette raccomando i tipi di pane che mi piacciono, in questo caso puoi sostituirli con il tuo pane preferito. Consiglierei di provare alcune delle seguenti ricette e vedere quali funzionano per te.

Bloody Mary

Questa è una combinazione piacevole e facile di pepe nero, pasta di pomodoro essiccata al sole, pomodori e sale su una ciabatta alle olive. Yummy!

Ingredienti necessari:

Pepe nero

Passata di pomodoro essiccata al sole

Pomodori
Sale
Pane alle olive
Metodo di preparazione:
1: Basta tagliare i pomodori in fette abbastanza spesse.
2: Applicala pasta di pomodoro essiccata al sole sul pane alle olive.
3: Disponi i pomodori sulla pasta essiccata al sole, cospargi di sale e pepe nero.
4: Taglia a metà e divertiti!

Voglia di ceci

Questo gustoso piatto a base di ceci richiede meno di 15 minuti di preparazione, ma ha un sapore che ti lascerà il desiderio di volerne di più per ore. La parte migliore è che non c'è nessun pulcino coinvolto.

Ingredienti necessari:
1-2 tazze di ceci
Cucchiaino di succo di limone
1 pomodoro
Cumino
Tahini
Metodo di preparazione:

1: Taglia semplicemente il pomodoro, questa volta in fette piuttosto sottili.
2: Prendi una ciotola grande e mescola i ceci con il succo di limone.
3: Quando i ceci sono adeguatamente coperti aggiungi il cumino e il tahin.
4: Può essere servito con riso o usato come delizioso ripieno per il sandwich.

Ciocco-dipendente

Questo è per i vegani amanti del cioccolato. Metterei il gusto di questo da qualche parte nella scala dell'incredibile Paradiso vegano. È fatto semplicemente di cioccolato spalmabile, nocciola e banane. Il gusto celestiale ti farà sicuramente avere più voglia di mangiarlo.

Ingredienti necessari:
Crema di cioccolato vegano
Sciroppo di limone
Una banana
Fragole (facoltativo)
Metodo di preparazione:

1: Affetta la tua banana assicurandoti che sia adeguatamente maturo.

2: Spalma il cioccolato sul fondo del sandwich, assicurandoti di non metterne troppo.

3: Metti le banane sopra la crema di cioccolato e aggiungi il tuo sciroppo al limone. Puoi anche aggiungere fragole se ti piace combinare questi sapori.

4: Gustatelo!

Groovegreco

Questo panino ha il gusto autentico della Grecia, non avrai bisogno nemmeno di viaggiare! È facile da preparare e delizioso e ti farà sentire come se avessi trascorso una serata sotto il sole greco che si affaccia su una spiaggia incontaminata.

Ingredienti necessari:

Formaggio greco vegano

Basilico fresco

Un pomodoro

Olio d'oliva

Una cipolla rossa

Certamente, olive.

Metodo di preparazione:

1: Taglia la feta vegana in modo da avere dei piccoli cubetti di sapore.

2: Taglia il pomodoro a fette spesse e prepara una quantità di basilico che preferisci.

3: Prepara anche la tua cipolla rossa. Anche qui fai fette abbastanza spesse per un massimo sapore.

4: Puoi tagliare le tue olive a pezzi, se le hai comprate con il nocciòlo mi raccomando di denocciolarli. Altrimenti, puoi semplicemente usare le tue olive intere.

5: Riempila base del panino con i pomodori a fette, metti la feta in cima. Prosegui con la cipolla rossa e le olive, guarnisci con basilico e cospargi con un po'di olio d'oliva.

Anatra finta

Se desideri una cucina orientale, questo sandwich ti soddisferà. Questo è sicuramente uno dei piatti vegani più esotici che ho preparato ed è certamente esotico anche nel suo gusto.

Questo delizioso pasto con un nome davvero strano è composto da salsa di fagioli, cipollotti, salsa di fagioli neri, germogli di soia e foglie cinesi triturate. È sicuramente un nome e un gusto da ricordare.

Ingredienti necessari:

Una cipolla

Salsa di fagioli neri

Germogli di fagiolo

Foglie cinesi tagliuzzate

Metodo di preparazione:

1: Prepara la cipollina, lavandola prima di tagliarla.

2: Riempi la base del sandwich con i germogli di fagioli preparati.

3: Posiziona le fette di cipolla in cima con le foglie cinesi triturati.

4: Copri con salsa di fagioli neri a piacere.

Pizza vegana

Beh, chi non ama la pizza? Il piatto è altrettanto promettente come il suo nome. Sai cosa c'è di meglio della pizza normale? Pizza vegana. Devo dire altro?

Ingredienti necessari:

Passata di pomodoro essiccata

Salame vegano

Un peperone rosso
Origano
Una cipolla
Formaggio Vegano senza latte (opzionale)
Metodo di preparazione:

1: Riempi la base del tuo sandwich con la pasta di pomodoro essiccata.

2: Lo strato successivo è il tuo salame vegano, aggiungine quanto vuoi.

3: Taglia il peperoncino e la cipolla e posizionali sui peperoni.

4: Copri con origano a piacere.

5: Come step facoltativo, puoi aggiungere anche il tuo formaggio vegano preferito.

6: Consiglierei di tostare questo panino particolare per ottenere il massimo sapore.

Indiano illustre

Un autentico sapore dell'India. Questo è un piatto facile e veloce da preparare se acquisti in anticipo il bhaji di cipolla, ma puoi anche farlo da solo. Questo piatto è abbastanza facile da preparare e contiene bhaji di cipolla con salsa tahini e insalata in pane pitta.

Ingredienti necessari:
Cipolla bhaji
Salsa tahina
Pane pitta
Insalata
Metodo di preparazione:

1: Metti il tuo bhaji di cipolla all'interno del tuo pane pitta, facendo attenzione a non dividere il pane. Consiglio di tagliare la cipolla bhaji in anticipo.

2: Aggiungi la tua insalata e poi la salsa tahini.

Arachidi dolci
Quasi certamente un sogno diventato realtà per tutti gli amanti delle noccioline. Questa deliziosa combinazione di burro di arachidi, uvetta, cannella e carote offre lo snack perfetto per ogni occasione.
Ingredienti necessari:
Burro di arachidi
Uvetta della California
Cannella
Carote a cubetti
Metodo di preparazione:

1: Consiglierei di usare il pane integrale per questo. Basta usare il burro di arachidi come base, con le carote a strati in cima.

2: Scospargi l'uvetta sul fondo di carota e guarnisci con una quantità molto leggera ma significativa di cannella.

WeeWillieWinkie

Okay, sono onesto. È un hot dog vegano, ma con una leggera svolta. Provalo tu stesso e scommetto che è più delizioso di qualsiasi hot dog normale che tu abbia mai provato. Puoi renderlo caldo o freddo, ma lo consiglio caldamente.

Ingredienti necessari:
Panino con salsiccia vegana
Salsicce vegane
Fagioli neri
Lattuga
Salsa HP
Metodo di preparazione:

1: Fodera il panino con salsiccia vegana con i fagioli neri essiccati.

2: Riempi la zona rimanente con lattuga, ma non troppa. Lascia spazio per la salsiccia vegana.

3: Metti la salsiccia vegana calda dal forno (fatta in casa) o fredda sopra il letto di lattuga fatto per esso.

4: Copri con salsa HP o una salsa vegana a scelta.

5: Goditi il tuo delizioso sostituto hot dog.

Bolle e scricchiolii

Questo è uno dei panini più interessanti che abbia mai mangiato. Con un mix di sapori, è sicuramente un'esperienza culinaria che ti tiene in forma.

Ingredienti richiesti:
Patate al forno tagliuzzate
Maionese vegana
Cavolo e cipolle verdi sminuzzate leggermente saltate
Semi di sesamo tostati
Sale marino
Pepe nero
Metodo di preparazione:

1: Il primo strato del tuo sandwich coinvolgerà la patata al forno sminuzzata. Ricorda, dovrebbe essere tritata finemente, in modo che ci sia spazio per gli altri ingredienti.

2: Prosegui con cavolo verde e cipolle sminuzzate, quindi cospargi di semi di sesamo tostati.

3: Copri con la quantità desiderata di maionese vegana.

4: Sale marino e pepe nero a piacere.

Sorpresa Cenerentola

Trova la tua scarpetta di cristallo con questo mix tropicale vegano. il gusto di questo sandwich ti farà vivere la tua personale favola vegana.

Ingredienti necessari:

Zucca tostata

Peperoncino

Semi di coriandolo

Uva passa

Peperoncini

Carote gratinate

Cipolle rosse

Scorza d'arancia

Metodo di preparazione:

1: La tua zucca tostata sarà la base del tuo sandwich, seguita dai tuoi peperoni rossi e cipolle rosse.

2: L'altro strato consiste nelle tue carote grattugiate e la tua buccia d'arancia

3: Completa con uvetta e semi di coriandolo, cospargendo alcuni peperoncini se sei un fan delle spezie.

4: Goditi questo delizioso sandwich, uscito da una favola.

Cocktail Cob

Questo è ciò che il grano dovrebbe essere. L'ultima esperienza di mais vegano è proprio qui. Un delizioso mix di tofu e un condimento per cocktail di gamberi vegani.

Ingredienti richiesti:

Barattolo di mais dolce

Strisce di tofu affumicato

Lattuga

Fiocchi nori

Una salsa da cocktail di gamberi, composta da:

Succo di limone

sale

Salsa di pomodoro

Mostarda

Mayonese vegana

1: Mescola il condimento in una grande ciotola fino a quando la sua consistenza è abbastanza spessa.

2: Riempi il tuo sandwich con le strisce di tofu affumicate e copri con mais dolce.

3: Metti la tua lattuga in cima e spruzza i nori in cima.

4: Copri con il condimento fatto in casa con cocktail di gamberetti vegani.

Insalata senza uova

L'insalata è la quintessenza del piatto vegano, tuttavia questa insalata ha un tocco in più. Usando la cipollina con un mix di maionese vegana, mais dolce e crescione, questo è un gusto da ricordare senza bisogno di uova.

Ingredienti necessari:

Cipollotto tagliato a dadini

Tofu strapazzato fatto in casa

Mais dolce

Crescione tagliuzzato

Maionese vegana

1: Basta acquisire una grande ciotola e posizionare prima il crescione tagliuzzato, la cipolla dolce e il tofu strapazzato. Mescola leggermente

2: Aggiungi il mais dolce e la mayonese vegana a piacere.

3: Un condimento per insalata vegano a tua scelta in questa situazione è la ciliegina metaforica sulla torta.

4: Questo può essere usato come farcimento per sandwich, se lo desideri.

Korma(cucina indiana)

Questo sandwich è piuttosto l'ottovolante. Qualcuno potrebbe inizialmente essere diffidente, ma se lo fai, le tue papille gustative ti benediranno dopo.

Ingredienti necessari:

Lattuga croccante

Tofu affumicato fatto in casa o sostituto di pollo vegano

Maionese al curry vegano

1: Usa il tuo pollo vegano o il tofu affumicato fatto in casa come base del panino.

2: Sminuzza la tua lattuga croccante, guarnisci gli altri ingredienti e finisci con la maionese vegana al curry.

Moussaka–mi dolcemente

Un piatto vegano creativo e mediterraneo.
Ingredienti necessari:
Formaggio vegano
Noce moscata
Melanzana arrostita
Passata di pomodoro essiccata
Aglio
Patata alla crema
Metodo di preparazione:

1: La base sandwich consisterà nella pasta di pomodori secchi sormontata dalla melanzana tostata.

2: aggiungi la tua crema di patate e noce moscata come secondo strato.

3: Grattugia il tuo formaggio vegano e aggiungi l'aglio a piacere.

Che? Quesadilla?

Questa meraviglia messicana senza carne è quasi certa di farti perdere la testa. Esatto, una quesadilla completamente vegana.
Ingredienti necessari:
Due tortillas
Formaggio vegano a fette sottili
Pomodori a fettesottili

Insalata a scelta

1: Prendi le tue due tortillas e metti tra loro il formaggio e i pomodori vegani tagliati a fette sottili.

2: Tosta il panino su entrambi i lati di una padella asciutta.

3: Taglia il panino in quarti e servi con un'insalata a tua scelta.

4: Goditi la consistenza del formaggio fuso e del pomodoro morbido in questa deliziosa quesadilla vegana.

Conclusioni

Grazie ancora per aver scaricato questo libro!

Spero che questo libro sia stato in grado di aiutarti nel tuo viaggio con la dieta vegana!

Il prossimo passo è di agire su tutti i passaggi di questo libro! Condividi questo libro con tutti i tuoi amici e familiari se lo hai trovato utile, acceleriamo la rivoluzione vegana!

Parte 2

Introduzione

Sarete sorpresi dal gusto, dalla velocità e semplicità dei frullati vegani.

I frullati vegani di questo libro sono privi di prodotti di origine animale, quindi non contengono ormoni, prodotti chimici o grassi.

Un salutare frullato è un modo eccellente per aumentare il consumo di cibo crudo. Vi sentirete leggeri, pieni di energia, vivaci e animati.

Ottimi frullati aumenteranno la serotonina nel vostro cervello e vi **renderanno felici e sorridenti**.

Sarete ispirati da sapori fantastici e colori brillanti di ingredienti naturali.

Beviamo frullati vegani e miglioriamo il nostro umore con ricette saporite e sane!

Vi sentirete vivavi e contenti!

1 Mojito Verde per Ottimisti

Ingredienti

- 120 ml d'acqua
- 2 datteri a mollo senza nocciolo
- 7 foglie di menta fresca
- 8.5 gr di fiocchi di cocco
- 30 ml di succo di lime fresco
- 400 gr di chicchi d'uva verde fresca

Istruzioni

1. Lavate i datteri snocciolati, bagnateli con acqua e metteteli nel frullatore
2. Lavate le foglie di menta e aggiungetele al frullatore
3. Aggiungete anche i fiocchi di cocco
4. E il succo di lime al frullatore

5. Lavate l'uva verde e aggiungetela al frullatore
6. Aggiungete l'acqua
7. Frullate fino ad ottenere un composto omogeneo (30-50 secondi)
8. Godetevi il Mojito Verde per Ottimisti!

Note alla Ricetta

1. Mettete a bagno i datteri in acqua tiepida per diversi minuti, fino ad ammorbidirli
2. Se il frullato è troppo denso, aggiungete acqua.

2 Giubilo alla Chia Rossa

Ingredienti

- 230 ml d'acqua
- 40 gr di semi di chia
- 4 datteri a mollo senza nocciolo

- 200 gr di ciliegie fresche
- 10 foglie di spinaci freschi
- 110 ml di succo di barbabietola fresco

Istruzioni

1 Mettete acqua e semi di chia nel frullatore

2 Lavate i datteri snocciolati, metteteli a bagno e aggiungeteli al frullatore

3 Lavate le ciliegie prima di aggiungerle

4 Lavate le foglie di spinaci e aggiungetele al frullatore

5 Aggiungete il succo di barbabietola fresco

6 Frullate fino ad ottenere un composto omogeneo (30-50 secondi)

7 Godetevi il Giubilo alla Chia Rossa!

Note alla Ricetta

1 Mettete a bagno i datteri in acqua tiepida per diversi minuti, fino ad ammorbidirli

2 Aggiungete dei cubetti di ghiaccio o usate ciliegie surgelate per fare un frullato freddo

3 Godimento alla Menta e Anguria

Ingredienti

- 120 ml d'acqua
- 2 datteri a mollo senza nocciolo
- 1 banana fresca (sbucciata)
- 10 foglie di menta fresca
- 400 gr di anguria fresca a pezzi

Istruzioni

1. Lavate i datteri snocciolati, bagnateli, aggiungeteli al frullatore
2. Sbucciate la banana, tagliatela a fette e mettetela nel frullatore
3. Lavate le foglie di menta e aggiungetele al frullatore
4. Sbucciate l'anguria, tagliatela a fette e mettetela nel frullatore
5. Aggiungete l'acqua
6. Frullate fino ad ottenere un composto omogeneo (30-50 secondi)
7. Godetevi il Godimento alla Menta e Anguria!

Note alla Ricetta

1. Mettete a bagno i datteri in acqua tiepida per diversi minuti, fino ad ammorbidirli
2. Aggiungete dei cubetti di ghiaccio o usate della banana congelata per renderlo fresco il frullato

4 Euforia di Bacche e Mango

Ingredienti

- 230 ml d'acqua
- 4 datteri a mollo senza nocciolo
- 230 gr di mango fresco a pezzi
- 110 gr di more fresche
- 110 gr di lamponi freschi
- 10 foglie di spinaci freschi
- 1 arancia (sbucciata e senza semi)

Istruzioni

1 Lavate i datteri snocciolati, bagnateli e aggiungeteli al frullatore

2 Sbucciate il mango, fatelo a fette e mettetelo nel frullatore

3 Lavate more e lamponi e metteteli nel frullatore

4 Lavate le foglie di spinaci e aggiungetele al frullatore

5 Sbucciate l'arancia, dividetela in spicchi e aggiungetela al frullatore

6 Mettete l'acqua nel frullatore

7 Frullate fino ad ottenere un composto omogeneo (30-50 secondi)

8 Godetevi l'Euforia di Bacche e Mango!

Note alla Ricetta

1 Mettete a bagno i datteri in acqua tiepida per diversi minuti, fino ad ammorbidirli

2 Aggiungete dei cubetti di ghiaccio o usate frutta congelata per rendere fresco il frullato

5 Benedizione per il Sistema Immunitario

Ingredienti

- 350 ml d'acqua

- 10 foglie di menta fresca
- 2 datteri a mollo senza nocciolo
- 15 foglie di spinaci freschi
- 3 pere fresche (sbucciate)

Istruzioni

1. Lavate le foglie di menta fresca e mettetele nel frullatore
2. Lavate i datteri snocciolati, bagnateli, aggiungeteli al frullatore
3. Lavate le foglie di spinaci e aggiungetele al frullatore
4. Aggiungete l'acqua
5. Sbucciate le pere, tagliatele a fette e mettetele nel frullatore
6. Frullate fino ad ottenere un composto omogeneo (30-50 secondi)
7. Godetevi la Benedizione per il Sistema Immunitario!

Note alla Ricetta

1. Mettete a bagno i datteri in acqua tiepida per diversi minuti, fino ad ammorbidirli
2. Aggiungete dei cubetti di ghiaccio o usate pere surgelate per avere un frullato fresco

6 Gioia al Mirtillo Viola

Ingredienti

- 230 ml d'acqua
- 100 gr di fragole fresche
- 220 gr di foglie di cavolo viola (tritate)
- 220 gr di mirtilli freschi
- 110 ml di latte di mandorle
- 1 banana (sbucciata)

Istruzioni

1. Mettete l'acqua nel frullatore
2. Lavate le fragole e aggiungetele al frullatore
3. Aggiungete il cavolo tritato al frullatore
4. Lavate i mirtilli e metteteli nel frullatore
5. Aggiungete anche il latte di mandorle
6. Sbucciate la banana, tagliatela a fette e mettetela nel frullatore
7. Frullate fino ad ottenere un composto omogeneo (30-50 secondi)
8. Godetevi la Gioia al Mirtillo Viola!

Note alla Ricetta

Aggiungete dei cubetti di ghiaccio o usate frutta congelata per rendere fresco il frullato

7 Allegria alla Chia Verde

Ingredienti

- 180 ml d'acqua
- 2 datteri a mollo senza nocciolo
- 8.5 gr di semi di chia
- 1 mela dolce (sbucciata)
- 10 foglie di spinaci freschi
- 1 banana (sbucciata)

Istruzioni

1. Mettete acqua e semi di chia nel frullatore
2. Lavate i datteri snocciolati, bagnateli, aggiungeteli al frullatore
3. Sbucciate la mela, fatela a fette e mettetela nel frullatore
4. Lavate le foglie di spinaci e aggiungetele al frullatore
5. Sbucciate la banana, tagliatela a fette e aggiungetela al frullatore
6. Frullate fino ad ottenere un composto omogeneo (30-50 secondi)

7. Godetevi l'Allegria alla Chia Verde!

Note alla Ricetta

1. Mettete a bagno i datteri in acqua tiepida per diversi minuti, fino ad ammorbidirli
2. Aggiungete dei cubetti di ghiaccio o usate frutta congelata per rendere fresco il frullato

8 Paradiso di Agrumi e Fragole

Ingredienti

- 350 ml d'acqua
- 30 ml di succo d'arancia fresco
- 8.5 gr di fiocchi di cocco
- 1 banana (sbucciata)

- 200 gr di fragole fresche

Istruzioni

1. Aggiungete l'acqua
2. Aggiungete il succo d'arancia
3. Aggiungete anche i fiocchi di cocco
4. Sbucciate la banana, tagliatela a fette e mettetela nel frullatore
5. Lavate le fragole e aggiungetele al frullatore
6. Frullate fino ad ottenere un composto omogeneo (30-50 secondi)
7. Godetevi il Paradiso di Agrumi e Fragole!

Note alla Ricetta

Aggiungete dei cubetti di ghiaccio o usate frutta congelata per rendere fresco il frullato

9 Felicità ad Alto Contenuto di Vitamina K

Ingredienti

- 350 ml d'acqua
- 1/2 avocado (sbucciato e snocciolato)
- 12 foglie di spinaci freschi
- 8.5 gr di polvere di spirulina
- 3 arance (sbucciate e senza semi)

Istruzioni

1. Aggiungete l'acqua
2. Sbucciate l'avocado, tagliatelo a fette e mettetelo nel frullatore
3. Lavate le foglie di spinaci e aggiungetele al frullatore
4. Aggiungete la spirulina in polvere
5. Sbucciate le arance, tagliatele a fette e aggiungetele al frullatore

6. Frullate fino ad ottenere un composto omogeneo (30-50 secondi)
7. Godetevi la Felicità ad Alto Contenuto di Vitamina K!

Note alla Ricetta

Aggiungete dei cubetti di ghiaccio o usate arance surgelate per avere un frullato fresco

10 Euforia di Mandarini e Banane

Ingredienti

- 120 ml d'acqua
- 30 gr di noci crude
- 120 ml di latte di soia
- 2 datteri bagnati, senza nocciolo
- 8.5 gr di semi di lino
- 100 gr di mirtilli freschi
- 1 banana (sbucciata)

- 2 mandarini freschi (sbucciati)

Istruzioni

1. Mettete semi di lino e acqua nel frullatore
2. Lavate i datteri snocciolati, bagnateli, aggiungeteli al frullatore
3. Aggiungete il latte di soia e le noci crude
4. Lavate i mirtilli e aggiungeteli al frullatore
5. Sbucciate i mandarini e la banana, fateli a fette e metteteli nel frullatore
6. Frullate fino ad ottenere un composto omogeneo (30-50 secondi)
7. Godetevi l'Euforia di Mandarini e Banane!

Note alla ricetta

1. Mettete a bagno i datteri in acqua tiepida per diversi minuti, fino ad ammorbidirli
2. Aggiungete dei cubetti di ghiaccio o usate frutta congelata per rendere fresco il frullato

11 Gioia di Mango e Carote

Ingredienti

- 235 ml d'acqua
- 100 gr di ananas fresco
- 230 gr di mango fresco a pezzi
- 8.5 gr di fiocchi di cocco
- 200 gr di carote grattuggiate
- 1/2 banana fresca

Istruzioni

1. Aggiungete l'acqua
2. Sbucciate l'ananas, tagliatelo a fette e mettetelo nel frullatore

3. Sbucciate il mango, affettatelo e aggiungetelo al frullatore
4. Aggiungete anche i fiocchi di cocco
5. Aggiungete la carota tritata al frullatore
6. Sbucciate la banana, prendetene metà, fatela a fettine e mettetele nel frullatore
7. Frullate fino ad ottenere un composto omogeneo (30-50 secondi)
8. Godetevi la Gioia di Mango e Carote!

Note alla Ricetta

Aggiungete dei cubetti di ghiaccio o usate frutta congelata per rendere fresco il frullato

12 Dolcezza alla Pesca e Albicocca

Ingredienti

- 120 ml d'acqua

- 1/2 melone dolce piccolo (sbucciato)
- 120 ml di succo d'arancia fresco
- 2 datteri bagnati, senza nocciolo
- 1 albicocca fresca (sbucciata)
- 1 pesca (sbucciata)

Istruzioni

1. Mettete acqua e succo d'arancia nel frullatore
2. Aggiungete il mezzo melone
3. Lavate i datteri snocciolati, bagnateli, aggiungeteli al frullatore
4. Aggiungete l'albicocca sbucciata al frullatore
5. Mettete la pesca nel frullatore
6. Frullate fino ad ottenere un composto omogeneo (30-50 secondi)
7. Godetevi la Dolcezza alla Pesca e Albicocca!

Note alla Ricetta

1. Mettete a bagno i datteri in acqua tiepida per diversi minuti, fino ad ammorbidirli
2. Aggiungete dei cubetti di ghiaccio o usate frutta congelata per rendere fresco il frullato

13 Risata alla Prugna e Basilico

Ingredienti

- 350 ml d'acqua
- 10 foglie di basilico fresco
- 1 banana (sbucciata)
- 4 prugne dolci senza nocciolo
- 2 datteri a mollo senza nocciolo

Istruzioni

1. Aggiungete l'acqua

2. Lavate i datteri snocciolati, bagnateli, aggiungeteli al frullatore
3. Lavate le foglie di basilico e mettetele nel frullatore
4. Sbucciate la banana, tagliatela a fette e mettetela nel frullatore
5. Aggiungete le prugne senza nocciolo
6. Frullate fino ad ottenere un composto omogeneo (30-50 secondi)
7. Godetevi la Risata alla Prugna e Basilico!

Note alla Ricetta

1. Mettete a bagno i datteri in acqua tiepida per diversi minuti, fino ad ammorbidirli
2. Aggiungete dei cubetti di ghiaccio o usate frutta congelata per rendere fresco il frullato

14 Gioia Ricca di Omega 3

Ingredienti

- 120 ml d'acqua
- 4 gr di semi di lino tritati
- 2 datteri bagnati, senza nocciolo
- 4 gr di fiocchi di cocco
- 235 ml di latte di soia
- 4 gr di fiocchi d'avena
- 110 gr di lamponi freschi
- 100 gr di fragole fresche
- 1/2 banana fresca

Istruzioni

1. Mettete acqua e semi di lino tritati nel frullatore
2. Lavate i datteri snocciolati, bagnateli con acqua e metteteli nel frullatore
3. Aggiungete i fiocchi d'avena, i fiocchi di cocco e il latte di soia al frullatore
4. Lavate i lamponi e aggiungeteli al frullatore

5. Lavate le fragole e aggiungetele al frullatore
6. Sbucciate la banana, prendetene metà, fatela a fettine e mettetele nel frullatore
7. Frullate fino ad ottenere un composto omogeneo (30-50 secondi)
8. Godetevi la Gioia Ricca di Omega 3!

Note alla Ricetta

1. Mettete a bagno i datteri in acqua tiepida per diversi minuti, fino ad ammorbidirli
2. Aggiungete dei cubetti di ghiaccio o usate frutta congelata per rendere fresco il frullato

15 Buonumore alle Bacche di Goji

Ingredienti

- 350 ml d'acqua
- 2 gambi di sedano (tritati)
- 4 datteri a mollo senza nocciolo

- 60 gr di semi di zucca
- 10 foglie di spinaci freschi
- 100 gr di bacche di goji

Istruzioni

1. Aggiungete l'acqua
2. Lavate i datteri snocciolati, bagnateli, aggiungeteli al frullatore
3. Aggiungete il sedano tritato
4. Aggiungete i semi di zucca
5. Lavate le foglie di spinaci e aggiungetele al frullatore
6. Mettete le bacche di goji nel frullatore
7. Frullate fino ad ottenere un composto omogeneo (30-50 secondi)
8. Godetevi il Buonumore alle Bacche di Goji!

Note alla Ricetta

1. Mettete a bagno i datteri in acqua tiepida per diversi minuti, fino ad ammorbidirli
2. Aggiungete dei cubetti di ghiaccio per ottenere un frullato fresco

16 Pace alla Pesca e Chia

Ingredienti

- 350 ml d'acqua
- 4 gr di semi di chia
- 10 foglie di spinaci freschi
- 6 pesche fresche
- 2 datteri bagnati, senza nocciolo

Istruzioni

1. Mettete acqua e semi di chia nel frullatore

2. Lavate i datteri snocciolati, bagnateli, aggiungeteli al frullatore
3. Lavate le foglie di spinaci e aggiungetele al frullatore
4. Aggiungete le pesche snocciolate al frullatore
5. Frullate fino ad ottenere un composto omogeneo (30-50 secondi)
6. Godetevi la Pace alla Pesca e Chia!

Note alla Ricetta

1. Mettete a bagno i datteri in acqua tiepida per diversi minuti, fino ad ammorbidirli
2. Aggiungete dei cubetti di ghiaccio per ottenere un frullato fresco

17 Buonumore Verde alla Banana
Ingredienti

- 4 datteri a mollo senza nocciolo
- 350 ml d'acqua
- 7 foglie di menta fresca
- 10 foglie di spinaci freschi
- 1 banana fresca

Istruzioni

1. Lavate i datteri snocciolati, bagnateli con acqua e metteteli nel frullatore
2. Aggiungete l'acqua
3. Lavate le foglie di menta e aggiungetele al frullatore
4. Lavate le foglie di spinaci e aggiungetele al frullatore
5. Sbucciate la banana, tagliatela a fette e mettetela nel frullatore
6. Frullate fino ad ottenere un composto omogeneo (30-50 secondi)
7. Godetevi il Buonumore Verde alla Banana!

Note alla Ricetta

1. Mettete a bagno i datteri in acqua tiepida per diversi minuti, fino ad ammorbidirli
2. Aggiungete dei cubetti di ghiaccio per ottenere un frullato fresco

18 Crema Tropicale Arcobaleno

Ingredienti

- 120 ml di latte di soia
- 120 ml di succo d'arancia
- 3 gr di semi di lino
- 120 ml d'acqua
- 100 gr di ananas fresco
- 120 gr di papaya a pezzi
- 1 banana (sbucciata)
- 2 datteri bagnati, senza nocciolo

Istruzioni

1. Mettete il latte di soia e il succo d'arancia nel frullatore
2. Mettete semi di lino e acqua nel frullatore
3. Sbucciate ananas e papaya, tagliateli a pezzi e aggiungeteli al frullatore
4. Sbucciate la banana, tagliatela a fette e mettetela nel frullatore
5. Lavate i datteri snocciolati, bagnateli, aggiungeteli al frullatore
6. Frullate fino ad ottenere un composto omogeneo (30-50 secondi)
7. Godetevi la Crema Tropicale Arcobaleno!

Note alla Ricetta

1. Mettete a bagno i datteri in acqua tiepida per diversi minuti, fino ad ammorbidirli

2. Aggiungete dei cubetti di ghiaccio per ottenere un frullato fresco

19 Sogno ad Occhi Aperti Rinfrescante alla Mandorla

Ingredienti

- 120 ml d'acqua
- 1 banana fresca
- 4 datteri a mollo senza nocciolo
- 235 ml di latte di mandorle
- 4 gr di fiocchi d'avena
- 10 foglie di menta fresca

Istruzioni

1. Sbucciate la banana, tagliatela a fette e mettetela nel frullatore
2. Aggiungete l'acqua

3. Lavate i datteri snocciolati, bagnateli, aggiungeteli al frullatore
4. Aggiungete i fiocchi d'avena e il latte di mandorle al frullatore
5. Lavate le foglie di menta e aggiungetele al frullatore
6. Frullate fino ad ottenere un composto omogeneo (30-50 secondi)
7. Godetevi il Sogno ad Occhi Aperti Rinfrescante alla Mandorla!

Note alla Ricetta

1. Mettete a bagno i datteri in acqua tiepida per diversi minuti, fino ad ammorbidirli
2. Aggiungete dei cubetti di ghiaccio per ottenere un frullato fresco

20 Incantesimo alla Mela e Chia
Ingredienti

- 1/2 limone fresco senza buccia

- 4 mele dolci succose (sbucciate)
- 230 ml di gel di chia = 230 ml d'acqua + 15 gr di semi di chia
- 230 ml d'acqua
- 2 datteri bagnati, senza nocciolo
- 10 foglie di spinaci
- 10 foglie di menta fresca

Istruzioni

1. Sbucciate mele e limone, fateli a fette e aggiungeteli al frullatore
2. Aggiungete 15 gr di semi di chia a 230 ml d'acqua e lasciate a riposare in un recipiente per un'ora
3. Mettete il gel di chia al frullatore
4. Aggiungete l'acqua
5. Lavate i datteri snocciolati, bagnateli con acqua e metteteli nel frullatore
6. Lavate spinaci e foglie di menta e aggiungeteli al frullatore

7. Frullate fino ad ottenere un composto omogeneo (30-50 secondi)
8. Godetevi l'Incantesimo alla Mela e Chia!

Note alla Ricetta

1. Mettete a bagno i datteri in acqua tiepida per diversi minuti, fino ad ammorbidirli
2. Aggiungete dei cubetti di ghiaccio per ottenere un frullato fresco

21 Ispirazione Verde alla Mela

Ingredienti

- 350 ml d'acqua
- 1 mela (sbucciata)
- 7 foglie di menta fresca
- 7 foglie di spinaci freschi
- 4 datteri a mollo senza nocciolo

Istruzioni

1. Lavate i datteri snocciolati, bagnateli, aggiungeteli al frullatore
2. Aggiungete l'acqua
3. Sbucciate la mela, tagliatela a fette e mettetela nel frullatore
4. Lavate le foglie di menta e aggiungetele al frullatore
5. Lavate le foglie di spinaci e aggiungetele al frullatore
6. Frullate fino ad ottenere un composto omogeneo (30-50 secondi)
7. Godetevi l'Ispirazione Verde alla Mela!

Note alla Ricetta

1. Mettete a bagno i datteri in acqua tiepida per diversi minuti, fino ad ammorbidirli
2. Aggiungete dei cubetti di ghiaccio per ottenere un frullato fresco

22 Sorpresa Ricca di Enzimi

Ingredienti

- 350 ml d'acqua
- 2 datteri bagnati, senza nocciolo
- 3 gambi di sedano
- 4 kiwi maturi (sbucciati)
- 1 banana (sbucciata)

Istruzioni

1. Lavate i datteri snocciolati, bagnateli, aggiungeteli al frullatore
2. Aggiungete l'acqua
3. Aggiungete il sedano
4. Sbucciate kiwi e banana, tagliateli a fettine e metteteli nel frullatore
5. Frullate fino ad ottenere un composto omogeneo (30-50 secondi)

6. Godetevi la Sorpresa Ricca di Enzimi!

Note alla Ricetta

1. Mettete a bagno i datteri in acqua tiepida per diversi minuti, fino ad ammorbidirli
2. Aggiungete dei cubetti di ghiaccio per ottenere un frullato fresco

23 Generosità alla Banana e Fragole

Ingredienti

- 350 ml d'acqua
- 4 datteri a mollo senza nocciolo
- 1/2 avocado (sbucciato)
- 400 gr di fragole fresche
- 1 banana (sbucciata)
- 10 foglie di spinaci freschi

Istruzioni

1. Lavate i datteri snocciolati, bagnateli con acqua e metteteli nel frullatore
2. Aggiungete l'acqua
3. Sbucciate l'avocado, prendetene metà e fatela a fette, poi mettetela nel frullatore
4. Lavate le fragole e aggiungetele al frullatore
5. Sbucciate la banana, tagliatela a fette e mettetela nel frullatore
6. Lavate le foglie di spinaci e aggiungetele al frullatore
7. Frullate fino ad ottenere un composto omogeneo (30-50 secondi)
8. Godetevi la Generosità alla Banana e Fragole!

Note alla Ricetta

1. Mettete a bagno i datteri in acqua tiepida per diversi minuti, fino ad ammorbidirli
2. Aggiungete dei cubetti di ghiaccio per ottenere un frullato fresco

24 Diletto all'Arancia e Fico

Ingredienti

- 120 ml di succo d'arancia appena spremuto
- 4 datteri a mollo senza nocciolo
- 1/2 arancia (sbucciata)
- 1 fico verde

Istruzioni

1. Mettete il succo d'arancia appena spremuto nel frullatore
1. Lavate i datteri snocciolati, bagnateli, aggiungeteli al frullatore

2. Sbucciate l'arancia, dividetela a spicchi e mettetela nel frullatore
3. Lavate il fico, aggiungetelo al frullatore
4. Frullate fino ad ottenere un composto omogeneo (30-50 secondi)
5. Godetevi il Diletto all'Arancia e Fico!

Note alla Ricetta

1. Mettete a bagno i datteri in acqua tiepida per diversi minuti, fino ad ammorbidirli
2. Aggiungete dei cubetti di ghiaccio per ottenere un frullato fresco

25 Super Ilarità Mattutina

Ingredienti

- 350 ml d'acqua
- 7 foglie di menta fresca
- 1/2 melone medio (sbucciato)
- 1 mango fresco
- 7 foglie di spinaci freschi
- 1 banana fresca (sbucciata)
- 230 ml di succo di mela fresco

Istruzioni

1. Lavate le foglie di menta e aggiungetele al frullatore
2. Sbucciate il mango, affettatelo e aggiungetelo al frullatore
3. Sbucciate il melone, fatelo a fette e mettetelo nel frullatore
4. Lavate le foglie di spinaci e aggiungetele al frullatore
5. Sbucciate la banana, tagliatela a fette e mettetela nel frullatore

6. Mettete l'acqua nel frullatore
7. Aggiungete il succo di mela al frullatore
8. Frullate fino ad ottenere un composto omogeneo (30-50 secondi)
9. Godetevi la Super Ilarità Mattutina!

Note alla Ricetta

Aggiungete dei cubetti di ghiaccio per ottenere un frullato fresco

26 Mega Giovialità al Mango

Ingredienti

- 350 ml d'acqua
- 1/2 arancia (sbucciata e senza semi)
- 8 foglie di menta fresca
- 1 mango fresco (sbucciato)
- 4 datteri a mollo senza nocciolo

Istruzioni

1. Lavate i datteri snocciolati, bagnateli, aggiungeteli al frullatore
2. Aggiungete l'acqua
3. Sbucciate l'arancia, dividetela a spicchi e mettetela nel frullatore
4. Lavate le foglie di menta e aggiungetele al frullatore
5. Sbucciate il mango, affettatelo e aggiungetelo al frullatore
6. Frullate fino ad ottenere un composto omogeneo (30-50 secondi)
7. Godetevi la Mega Giovialità al Mango!

Note alla Ricetta

1. Mettete a bagno i datteri in acqua tiepida per diversi minuti, fino ad ammorbidirli
2. Aggiungete dei cubetti di ghiaccio per ottenere un frullato fresco

27 Sinergia alle Mandorle e Zucca

Ingredienti

- 120 ml d'acqua
- 4 datteri a mollo senza nocciolo
- 200 gr di zucca fresca a pezzi
- 1 banana (sbucciata)
- 10 foglie di spinaci freschi
- 4 gr di cannella
- 235 ml di latte di mandorle

Istruzioni

1. Aggiungete l'acqua
2. Lavate i datteri snocciolati, bagnateli, aggiungeteli al frullatore
3. Aggiungete al frullatore la zucca a pezzettoni

4. Sbucciate la banana, tagliatela a fette e mettetela nel frullatore
5. Lavate le foglie di spinaci e aggiungetele al frullatore
6. Aggiungete cannella e latte di mandorle
7. Frullate fino ad ottenere un composto omogeneo (30-50 secondi)
8. Godetevi la Sinergia alle Mandorle e Zucca!

Note alla Ricetta

1. Mettete a bagno i datteri in acqua tiepida per diversi minuti, fino ad ammorbidirli
2. Aggiungete dei cubetti di ghiaccio per ottenere un frullato fresco

28 Magia Blu all'Albicocca

Ingredienti

- 350 ml d'acqua

- 2 datteri a mollo senza nocciolo
- 4 albicocche fresche snocciolate
- 100 gr di mirtilli freschi
- 1 banana fresca
- 6 foglie di lattuga rossa

Istruzioni

1. Lavate i datteri snocciolati, bagnateli, aggiungeteli al frullatore
2. Mettete l'acqua nel frullatore
3. Aggiungete le albicocche senza nocciolo
4. Lavate i mirtilli e metteteli nel frullatore
5. Sbucciate la banana, tagliatela a fette e mettetela nel frullatore
6. Lavate la lattuga rossa e aggiungetela
7. Frullate fino ad ottenere un composto omogeneo (30-50 secondi)
8. Godetevi la Magia Blu all'Albicocca!

Note alla Ricetta

1. Mettete a bagno i datteri in acqua tiepida per diversi minuti, fino ad ammorbidirli
2. Aggiungete dei cubetti di ghiaccio per ottenere un frullato fresco

29 Ricarica alla Mela e Sedano

Ingredienti

- 230 ml d'acqua
- 2 gambi di sedano (tritati)
- 4 datteri a mollo senza nocciolo
- 1 mela dolce (sbucciata e senza semi)
- 10 foglie di spinaci freschi
- 1 pera (sbucciata e senza semi)
- 15 ml di succo di limone fresco
- 1 banana (sbucciata)

Istruzioni

1. Aggiungete il sedano tritato
2. Lavate i datteri snocciolati, bagnateli, aggiungeteli al frullatore
3. Sbucciate la mela, fatela a fette e mettetela nel frullatore
4. Lavate le foglie di spinaci e aggiungetele al frullatore
5. Sbucciate la pera, affettatela e mettetela nel frullatore
6. Aggiungete il succo di limone e l'acqua
7. Sbucciate la banana, tagliatela a fette e mettetela nel frullatore
8. Frullate fino ad ottenere un composto omogeneo (30-50 secondi)
9. Godetevi la Ricarica alla Mela e Sedano!

Note alla Ricetta

1. Mettete a bagno i datteri in acqua tiepida per diversi minuti, fino ad ammorbidirli

2. Aggiungete dei cubetti di ghiaccio per ottenere un frullato fresco

30 Sogno alla Banana e Mirtillo

Ingredienti

- 120 ml d'acqua
- 1 banana fresca
- 7 gr di semi di chia
- 220 gr di mirtilli freschi
- 7 foglie di menta fresca
- 2 datteri a mollo senza nocciolo
- 235 ml di latte di soia

Istruzioni

1. Sbucciate la banana, tagliatela a fette e mettetela nel frullatore
2. Lavate i datteri snocciolati, bagnateli, aggiungeteli al frullatore

3. Mettete acqua e semi di chia nel frullatore
4. Lavate i mirtilli e metteteli nel frullatore
5. Lavate le foglie di menta e aggiungetele al frullatore
6. Aggiungete il latte di soia
7. Frullate fino ad ottenere un composto omogeneo (30-50 secondi)
8. Godetevi il Sogno alla Banana e Mirtillo!

Note alla Ricetta

1. Mettete a bagno i datteri in acqua tiepida per diversi minuti, fino ad ammorbidirli
2. Aggiungete dei cubetti di ghiaccio per ottenere un frullato fresco

31 Ilarità alla Carota e Melone

Ingredienti

- 230 ml d'acqua
- 1 banana (sbucciata)
- 4 datteri a mollo senza nocciolo
- 1 melone (sbucciato, senza semi, a pezzi)
- 1 carota (a pezzi)
- 10 foglie di spinaci freschi

Istruzioni

1. Sbucciate la banana, tagliatela a fette e mettetela nel frullatore
2. Lavate i datteri snocciolati, bagnateli, aggiungeteli al frullatore
3. Aggiungete il melone a pezzi
4. Aggiungete anche la carota tagliata a pezzi
5. Lavate le foglie di spinaci e aggiungetele al frullatore
6. Aggiungete l'acqua
7. Frullate fino ad ottenere un composto omogeneo (30-50 secondi)

8. Godetevi l'Ilarità alla Carota e Melone!

Note alla Ricetta

1. Mettete a bagno i datteri in acqua tiepida per diversi minuti, fino ad ammorbidirli
2. Aggiungete dei cubetti di ghiaccio per ottenere un frullato fresco

32 Beatitudine al Mango e Cocco

Ingredienti

- 1 mango fresco
- 4 datteri a mollo senza nocciolo
- 10 foglie di menta fresca
- 230 ml di latte di cocco
- 10 foglie di spinaci freschi

- 120 ml d'acqua

Istruzioni

1. Sbucciate il mango, affettatelo e aggiungetelo al frullatore
2. Lavate i datteri snocciolati, bagnateli, aggiungeteli al frullatore
3. Lavate le foglie di menta e aggiungetele al frullatore
4. Aggiungete il latte di cocco
5. Lavate le foglie di spinaci e aggiungetele al frullatore
6. Aggiungete l'acqua
7. Frullate fino ad ottenere un composto omogeneo (30-50 secondi)
8. Godetevi la Beatitudine al Mango e Cocco!

Note alla Ricetta

1. Mettete a bagno i datteri in acqua tiepida per diversi minuti, fino ad ammorbidirli
2. Aggiungete dei cubetti di ghiaccio per ottenere un frullato fresco

33 Elisir Verde all'Uva

Ingredienti

- 350 ml d'acqua
- 2 datteri bagnati, senza nocciolo
- 1 arancia (sbucciata, senza semi)
- 7 foglie di spinaci freschi
- 1 banana (sbucciata)
- 200 gr di uva verde

Istruzioni

1. Sbucciate l'arancia, dividetela a spicchi e mettetela nel frullatore
2. Lavate i datteri snocciolati, bagnateli, aggiungeteli al frullatore

3. Lavate le foglie di spinaci e aggiungetele al frullatore
4. Sbucciate la banana, tagliatela a fette e mettetela nel frullatore
5. Lavate l'uva verde e aggiungetela al frullatore
6. Aggiungete l'acqua
7. Frullate fino ad ottenere un composto omogeneo (30-50 secondi)
8. Godetevi l'Elisir Verde all'Uva!

Note alla Ricetta

1. Mettete a bagno i datteri in acqua tiepida per diversi minuti, fino ad ammorbidirli
2. Aggiungete dei cubetti di ghiaccio per ottenere un frullato fresco

24 Frullato Tropicale Supervitaminico

Ingredienti

- 350 ml d'acqua

- 200 gr di ananas a pezzi
- 200 gr di mango a pezzi
- 1/2 banana (sbucciata)
- 10 foglie di spinaci freschi
- 4 datteri a mollo senza nocciolo

Istruzioni

1. Aggiungete il mango e l'ananas a pezzi al frullatore
2. Lavate i datteri snocciolati, bagnateli, aggiungeteli al frullatore
3. Sbucciate la banana, prendetene metà, fatela a fettine e mettetele nel frullatore
4. Lavate le foglie di spinaci e aggiungetele al frullatore
5. Aggiungete l'acqua
6. Frullate fino ad ottenere un composto omogeneo (30-50 secondi)
7. Godetevi il Frullato Tropicale Supervitaminico!

Note alla Ricetta

1. Mettete a bagno i datteri in acqua tiepida per diversi minuti, fino ad ammorbidirli
2. Aggiungete dei cubetti di ghiaccio per ottenere un frullato fresco

35 Splendore Cremoso alla Pesca e Cannella

Ingredienti

- 120 ml di latte di soia o mandorle
- 15 gr di fiocchi d'avena
- 200 gr di pesche tagliata a pezzi
- 3 pizzichi di cannella tritata
- 1 banana (sbucciata)
- 120 ml di succo di carota

Istruzioni

1. Mettete il latte di soia o mandorle nel frullatore
2. Aggiungete i fiocchi d'avena
3. Aggiungete anche le pesche a pezzi
4. Aggiungete la cannella
5. Sbucciate la banana, tagliatela a fette e mettetela nel frullatore
6. Mettete il succo di carota nel frullatore
7. Frullate fino ad ottenere un composto omogeneo (30-50 secondi)
8. Godetevi lo Splendore Cremoso alla Pesca e Cannella!

Note alla Ricetta

Aggiungete dei cubetti di ghiaccio per ottenere un frullato fresco

36 Segreto alla Banana e Fragola

Ingredienti

- 350 ml d'acqua
- 4 gr di semi di chia
- 170 gr di lattuga romana
- 200 gr di fragole fresche
- 2 banane fresche
- 2 datteri bagnati, senza nocciolo

Istruzioni

1. Mettete acqua e semi di chia nel frullatore
2. Lavate i datteri snocciolati, bagnateli, aggiungeteli al frullatore
3. Aggiungete la lattuga romana
4. Lavate le fragole e aggiungetele al frullatore
5. Sbucciate le banane, tagliatele a fette e mettetele nel frullatore
6. Frullate fino ad ottenere un composto omogeneo (30-50 secondi)

7. Godetevi il Segreto alla Banana e Fragola

Note alla Ricetta

1. Mettete a bagno i datteri in acqua tiepida per diversi minuti, fino ad ammorbidirli
2. Aggiungete dei cubetti di ghiaccio per ottenere un frullato fresco

37 Sorriso agli Agrumi e Mango

Ingredienti

- 2 datteri a mollo senza nocciolo
- 235 ml di latte di soia
- 15 foglie di spinaci freschi
- 230 gr di mango fresco a pezzi
- 1 banana fresca
- 120 ml di succo d'arancia

Istruzioni

1. Lavate i datteri snocciolati, bagnateli, aggiungeteli al frullatore
2. Lavate le foglie di spinaci e aggiungetele al frullatore
3. Sbucciate il mango, fatelo a fettine e mettetelo nel frullatore
4. Sbucciate la banana, tagliatela a fette e aggiungetela al frullatore
5. Aggiungete il latte di soia
6. Aggiungete anche il succo d'arancia
7. Frullate fino ad ottenere un composto omogeneo (30-50 secondi)
8. Godetevi il Sorriso agli Agrumi e Mango!

Note alla Ricetta

1. Mettete a bagno i datteri in acqua tiepida per diversi minuti, fino ad ammorbidirli

2. Aggiungete dei cubetti di ghiaccio per ottenere un frullato fresco

Estratto Ricco di Vitamine

Ingredienti

- 230 ml d'acqua
- 2 datteri bagnati, senza nocciolo
- 100 gr di uva nera senza semi
- 120 ml di succo di mirtillo rosso
- 2 pizzichi di cannella tritata
- 2 prugne fresche

Istruzioni

1. Lavate i datteri snocciolati, bagnateli, aggiungeteli al frullatore
2. Lavate l'uva nera e mettetela nel frullatore
3. Aggiungete il succo di mirtillo
4. Aggiungete la cannella

5. Aggiungete le prugne senza nocciolo
6. Aggiungete l'acqua
7. Frullate fino ad ottenere un composto omogeneo (30-50 secondi)
8. Godetevi l'Estratto Ricco di Vitamine!

Note alla Ricetta

1. Mettete a bagno i datteri in acqua tiepida per diversi minuti, fino ad ammorbidirli
2. Aggiungete dei cubetti di ghiaccio per ottenere un frullato fresco

39 Piacere al Kiwi e Agrumi

Ingredienti
- 230 ml d'acqua
- 4 gr di fiocchi di cocco
- 2 datteri bagnati, senza nocciolo
- 1 arancia fresca (sbucciata, senza semi)
- 400 gr di foglie di cavolo nero (a pezzi)

- 7 foglie di menta fresca
- 1/2 banana
- 100 gr di uva verde
- 2 kiwi (sbucciati)

Istruzioni

1. Lavate i datteri snocciolati, bagnateli, aggiungeteli al frullatore
2. Sbucciate l'arancia, dividetela a spicchi e mettetela nel frullatore
3. Lavate il cavolo, affettatelo e mettetelo nel frullatore
4. Lavate le foglie di menta e aggiungetele al frullatore
5. Sbucciate la banana, prendetene metà, fatela a fettine e mettetele nel frullatore
6. Lavate l'uva verde e aggiungetela al frullatore
7. Sbucciate i kiwi, tagliateli a fette e metteteli nel frullatore
8. Aggiungete acqua e fiocchi di cocco

9. Frullate fino ad ottenere un composto omogeneo (30-50 secondi)
10. Godetevi il Piacere al Kiwi e Agrumi!

Note alla Ricetta

1. Mettete a bagno i datteri in acqua tiepida per diversi minuti, fino ad ammorbidirli
2. Aggiungete dei cubetti di ghiaccio per ottenere un frullato fresco

40 Felicità Pera e Menta

Ingredienti

- 350 ml d'acqua
- 8.5 gr di semi di lino
- 13 foglie di spinaci
- 4 pere mature
- 17 foglie di menta fresca
- 3 datteri bagnati, senza nocciolo

Istruzioni

1. Lavate i datteri snocciolati, bagnateli, aggiungeteli al frullatore
2. Aggiungete i semi di lino e l'acqua
3. Lavate le foglie di spinaci e aggiungetele al frullatore
4. Sbucciate le pere, tagliatele a fette e mettetele nel frullatore
5. Lavate le foglie di menta e aggiungetele al frullatore
6. Frullate fino ad ottenere un composto omogeneo (30-50 secondi)
7. Godetevi la Felicità Pera e Menta!

Note alla Ricetta

1. Mettete a bagno i datteri in acqua tiepida per diversi minuti, fino ad ammorbidirli
2. Aggiungete dei cubetti di ghiaccio per ottenere un frullato fresco

41 Euforia Verde alla Banana

Ingredienti

- 350 ml d'acqua
- 7 gr di semi di chia
- 15 foglie di spinaci freschi
- 2 datteri bagnati, senza nocciolo
- 1 banana (sbucciata)
- 7 foglie di menta fresca
- 200 gr di uva verde

Istruzioni

1. Mettete acqua e semi di chia nel frullatore
2. Lavate i datteri snocciolati, bagnateli, aggiungeteli al frullatore
3. Lavate le foglie di spinaci e aggiungetele al frullatore

4. Sbucciate la banana, tagliatela a fette e mettetela nel frullatore
5. Lavate le foglie di menta e aggiungetele al frullatore
6. Lavate l'uva verde e aggiungetela al frullatore
7. Frullate fino ad ottenere un composto omogeneo (30-50 secondi)
8. Godetevi l'Euforia Verde alla Banana!

Note alla Ricetta

1. Mettete a bagno i datteri in acqua tiepida per diversi minuti, fino ad ammorbidirli
2. Aggiungete dei cubetti di ghiaccio per ottenere un frullato fresco

42 Sogno al Lampone e Pera

Ingredienti

- 350 ml d'acqua
- 4 gr di semi di chia
- 2 datteri bagnati, senza nocciolo
- 2 pere fresche (sbucciate, senza semi)
- 10 foglie di spinaci freschi
- 200 gr di lamponi freschi

Istruzioni

1. Mettete acqua e semi di chia nel frullatore
2. Lavate i datteri snocciolati, bagnateli, aggiungeteli al frullatore
3. Sbucciate le pere, tagliatele a fette e mettetele nel frullatore
4. Lavate le foglie di spinaci e aggiungetele al frullatore
5. Lavate i lampi e metteteli nel frullatore
6. Frullate fino ad ottenere un composto omogeneo (30-50 secondi)
7. Godetevi il Sogno al Lampone e Pera!

Note alla Ricetta

1. Mettete a bagno i datteri in acqua tiepida per diversi minuti, fino ad ammorbidirli
2. Aggiungete dei cubetti di ghiaccio per ottenere un frullato fresco

43 Super Diletto Verde

Ingredienti

- 230 ml d'acqua
- 8.5 gr di semi di chia
- 120 ml di latte di soia
- 2 datteri a mollo senza nocciolo
- 4 gr di fiocchi di cocco
- 15 foglie di spinaci freschi
- 1 banana (sbucciata)
- 1 arancia (sbucciata, senza semi)

Istruzioni

1. Mettete acqua e semi di chia nel frullatore
2. Lavate i datteri snocciolati, bagnateli, aggiungeteli al frullatore
3. Aggiungete i fiocchi di cocco e il latte di soia
4. Lavate le foglie di spinaci e aggiungetele al frullatore
5. Sbucciate la banana, tagliatela a fette e mettetela nel frullatore
6. Sbucciate l'arancia, dividetela a spicchi e mettetela nel frullatore
7. Frullate fino ad ottenere un composto omogeneo (30-50 secondi)
8. Godetevi il Super Diletto Verde!

Note alla Ricetta

1. Mettete a bagno i datteri in acqua tiepida per diversi minuti, fino ad ammorbidirli

2. Aggiungete dei cubetti di ghiaccio per ottenere un frullato fresco

44 Esuberanza Solare

Ingredienti

- 120 ml d'acqua
- 2 datteri bagnati, senza nocciolo
- 1 pera (sbucciata)
- 7 foglie di menta fresca
- 1 anguria gialla

Istruzioni

1. Lavate i datteri snocciolati, bagnateli, aggiungeteli al frullatore
2. Sbucciate la pera, affettatela e mettetela nel frullatore
3. Lavate le foglie di menta e aggiungetele al frullatore
4. Sbucciate l'anguria gialla, tagliatela a pezzi e mettetela nel frullatore

5. Aggiungete l'acqua
6. Frullate fino ad ottenere un composto omogeneo (30-50 secondi)
7. Gustatevi l'Esuberanza Solare!

Note alla Ricetta

1. Mettete a bagno i datteri in acqua tiepida per diversi minuti, fino ad ammorbidirli
2. Aggiungete dei cubetti di ghiaccio per ottenere un frullato fresco

45 Vivacità al Mango e Prezzemolo

Ingredienti

- 350 ml d'acqua
- 3 gr di semi di lino tritati
- 2 datteri bagnati, senza nocciolo
- 55 gr di prezzemolo

- 2 manghi (sbucciati)

Istruzioni

1. Mettete i semi di lino e l'acqua nel frullatore
2. Lavate i datteri snocciolati, bagnateli, aggiungeteli al frullatore
3. Aggiungete il prezzemolo
4. Sbucciate i manghi, fateli a fette e metteteli nel frullatore
5. Frullate fino ad ottenere un composto omogeneo (30-50 secondi)
6. Gustatevi la Vivacità al Mango e Prezzemolo!

Note alla Ricetta

1. Mettete a bagno i datteri in acqua tiepida per diversi minuti, fino ad ammorbidirli
2. Aggiungete dei cubetti di ghiaccio per ottenere un frullato fresco

46 Gusto di Chia e Anguria

Ingredienti

- 2 datteri bagnati, senza nocciolo
- 4 gr di semi di chia
- 120 ml d'acqua
- 1 banana (sbucciata)
- 400 gr di anguria fresca a pezzi
- 4 gr di fiocchi di cocco
- 30 ml di succo di limone

Istruzioni

1. Lavate i datteri snocciolati, bagnateli con acqua e metteteli nel frullatore
2. Mettete acqua e semi di chia nel frullatore
3. Sbucciate la banana, tagliatela a fette e aggiungetela al frullatore
4. Aggiungete i pezzi di anguria

5. Aggiungete anche i fiocchi di cocco
6. Aggiungete il succo di limone
7. Frullate fino ad ottenere un composto omogeneo (30-50 secondi)
8. Gustatevi il Gusto di Chia e Anguria!

Note alla Ricetta

1. Mettete a bagno i datteri in acqua tiepida per diversi minuti, fino ad ammorbidirli
2. Aggiungete dei cubetti di ghiaccio per ottenere un frullato fresco

47 Attrazione di Peschenoci e Fragole

Ingredienti

- 1 banana (sbucciata)
- 200 gr di fragole fresche
- 2 peschenoci (snocciolate)
- 230 ml di latte di cocco

- 2 datteri bagnati, senza nocciolo
- 120 ml di succo d'arancia

Istruzioni

1. Sbucciate la banana, tagliatela a fette e mettetela nel frullatore
2. Lavate le fragole e aggiungetele al frullatore
3. Aggiungete le peschenoci
4. Aggiungete il latte di cocco
5. Lavate i datteri snocciolati, bagnateli, aggiungeteli al frullatore
6. Aggiungete anche il succo d'arancia
7. Frullate fino ad ottenere un composto omogeneo (30-50 secondi)
8. Gustatevi l'Attrazione di Peschenoci e Fragole!

Note alla Ricetta

1. Mettete a bagno i datteri in acqua tiepida per diversi minuti, fino ad ammorbidirli
2. Aggiungete dei cubetti di ghiaccio per ottenere un frullato fresco

48 Soddisfazione di Pesca a Ananas

Ingredienti

- 1 banana (sbucciata)
- 2 datteri bagnati, senza nocciolo
- 100 gr di fragole fresche
- 1 pesca (senza nocciolo)
- 230 ml di succo d'ananas
- 120 ml d'acqua
- 3 gr di semi di lino tritati

Istruzioni

1. Sbucciate la banana, tagliatela a fette e mettetela nel frullatore

2. Lavate i datteri snocciolati, bagnateli, aggiungeteli al frullatore
3. Lavate le fragole e aggiungetele al frullatore
4. Aggiungete la pesca senza nocciolo
5. Aggiungete il succo d'ananas
6. Mettete i semi di lino e l'acqua nel frullatore
7. Frullate fino ad ottenere un composto omogeneo (30-50 secondi)
8. Gustatevi la Soddisfazione di Pesca e Ananas

Note alla Ricetta

1. Mettete a bagno i datteri in acqua tiepida per diversi minuti, fino ad ammorbidirli
2. Aggiungete dei cubetti di ghiaccio per ottenere un frullato fresco

49 Percezione di Mirtilli e Ananas

Ingredienti

- 1 banana (sbucciata)
- 2 datteri bagnati, senza nocciolo
- 220 gr di mirtilli freschi
- 100 gr di ananas fresco
- 235 ml di succo d'ananas
- 4 gr di fiocchi di cocco
- 120 ml d'acqua

Istruzioni

1. Sbucciate la banana, tagliatela a fette e mettetela nel frullatore
2. Lavate i datteri snocciolati, bagnateli, aggiungeteli al frullatore
3. Lavate i mirtilli e metteteli nel frullatore
4. Aggiungete succo e pezzi d'ananas al frullatore
5. Aggiungete i fiocchi di cocco e l'acqua

6. Frullate fino ad ottenere un composto omogeneo (30-50 secondi)
7. Gustatevi la Percezioe di Mirtilli e Ananas!

Note alla Ricetta

1. Mettete a bagno i datteri in acqua tiepida per diversi minuti, fino ad ammorbidirli
2. Aggiungete dei cubetti di ghiaccio per ottenere un frullato fresco

50 Schiocco Cremoso alle Noci

Ingredienti

- 1 banana (sbucciata)
- 2 datteri bagnati, senza nocciolo
- 235 ml di latte di soia
- 2 pizzichi di cannella tritata
- 45 gr di noci crude

- 120 ml d'acqua

Istruzioni

1. Sbucciate la banana, tagliatela a fette e mettetela nel frullatore
2. Lavate i datteri snocciolati, bagnateli, aggiungeteli al frullatore
3. Aggiungete il latte di soia
4. Aggiungete la cannella
5. Mettete le noci crude nel frullatore
6. Aggiungete l'acqua
7. Frullate fino ad ottenere un composto omogeneo (30-50 secondi)
8. Gustatevi lo Schiocco Cremoso alle Noci!

Note alla Ricetta

1. Mettete a bagno i datteri in acqua tiepida per diversi minuti, fino ad ammorbidirli

2. Aggiungete dei cubetti di ghiaccio per ottenere un frullato fresco

Conclusioni

Grazie per aver comprato il libro "Frullati vegani"!

Spero davvero che miglioriate il vostro umore e sistema immunitario con queste ricette semplici, salutari e antidepressive.

Sarebbe carino se mi scriveste, se vi piace preparare gustosi frullati vegani ogni giorno ed è diventata una delle vostre abitudini preferite, che vi fa sorridere, pensare positivo e vi rende felici!

www.ingramcontent.com/pod-product-compliance
Lightning Source LLC
LaVergne TN
LVHW011942070526
838202LV00054B/4757